XIANYU YIGONGTI ZUZHI MOSHI XUANZE
YINGXIANG YINSU YANJIU

U0852900

县域医共体组织模式选择
影响因素研究

朱　丽　著

湘潭大学出版社
XIANGTAN UNIVERSITY PRESS

总 序

人民健康是民族昌盛和国家强盛的重要标志。随着中国经济社会的快速发展，人民健康议题显得越来越重要。持续推动从以“治病”为中心向以“人民健康”为中心的转变，已经成为新时代卫生和健康事业的重要内容之一。其中，作为当前中国医药卫生体制改革的核心内容之一，县域医共体建设旨在让人民群众获得更高质量、更加便捷、更为经济的医疗卫生服务。未来要进一步推进国家治理现代化，就需要更加深入推进县域医共体建设和体制机制改革，这既是落实从以“治病”为中心向以“人民健康”为中心转变的实践体现，也是实现以“共建共享、全民健康”为主题的健康中国战略的关键步骤。

正是基于这种实践认识和理论判断，作者持续围绕县域医共体建设这一政策问题展开研究，形成了较为丰富的研究成果，并在此基础上进一步深入调研，完成了本书的创作。本书紧紧聚焦县域医共体这一研究主题，回答了“中国县域医共体组织模式选择影响因素是什么?”“中国县域医共体差异化组织模式选择与资源异质性、治理结构以及制度环境之间存在何种组态作用路径?”“中国县域医共体差异化组织模式选择的动态调整逻辑是什么?”三个基本问题，指出县域医共体模式选择不仅是医共体与制度环境的互动进程，更是医共体内生性影响因素（包括制度资源、政策资源、组织资源以及信息技术资源等）综合作用的结果。在分级诊疗制度建设和紧密型县域医共体建设的政策背景下，本书从制度环境、治理结构与资源配置这三个层次分析县域医共体组织模式选择这一核心问题，揭示资源异质性、治理结构、制度要素与县域医共体组织模式选择之间的内在联系，并以一项历时性调查揭示了医疗卫生资源配置变化条件下县域医共体组织模式选择呈现出来的演化特征及其所蕴含的演变逻辑，在中国治理场景下明晰了以县域医共体建设推进基层健康治理体系和治理能力现代化的现实路径选择，极大程度上推进和丰富了该领域的学术研究。

从总体上来看，作为一部严谨的学术著作，朱丽副教授在对县域医共体政策实践这一事关人民健康的重要理论命题进行系统研究的过程中，已形成了较为规范科学的研究思路并提出了明确的观点，全书字里行间透露着她对基层医疗卫生服务这一民生领域研究问题的深切思考和认真把握。党的二十届三中全会通过的《中共中央关于进一步全面深化改革 推进中国式现代化的决定》指出："促进优质医疗资源扩容下沉和区域均衡布局，加快建设分级诊疗体系，推进紧密型医联体建设，强化基层医疗卫生服务。"而本书的出版有望能够更好地将以上的研究命题推向深入，期待朱丽副教授不断推出更多新的研究成果，真正将论文写在祖国大地上，从而继续为我国深化医药卫生体制改革作出更大的贡献。

是为序。

任勇

2024年12月

前 言

为了解决人民群众日益增长的健康需要和医疗卫生服务不平衡不充分的发展之间的矛盾，我国深入推进以均衡医疗卫生资源、提升基层医疗卫生服务能力为重点的县域医共体建设。2009 年，《中共中央 国务院关于深化医药卫生体制改革的意见》出台，首次以中共中央文件形式阐述了医疗卫生服务整合的理念，指出各地医药卫生体制改革要“先行试点、逐步推开”，并明确要进一步健全以县级医院为龙头、乡镇卫生院和村卫生室为基础的农村医疗卫生服务网络。为了更好地解决人民群众日益增长的健康需求与不平衡不充分的医疗卫生服务供给之间的矛盾，中共中央、国务院于 2016 年印发了《“健康中国 2030”规划纲要》，提出全面建成体系完整、分工明确、功能互补、密切协作、运行高效的整合型医疗卫生服务体系，以医疗联合体等来创新医疗卫生服务供给模式。随着《国务院办公厅关于推进分级诊疗制度建设的指导意见》《国务院办公厅关于推进医疗联合体建设和发展的指导意见》《关于全面推进紧密型县域医疗卫生共同体建设的指导意见》等一系列政策的先后出台，各省市县卫生行政主管部门加快制定并推动分级诊疗制度建设与医疗联合体实施方案出台，在县级层面以县域医共体、县级医疗集团、县镇一体化以及县乡村一体化等为政策实验来探索构建“纵向合作、横向互补与竞争”的医疗卫生服务格局。

在压力型体制下，我国县域医共体政策实践历经了“先行试点”“推广建设”“全面推开”三个阶段，推动基层医疗卫生服务体系改革不断深化，推进“将健康融入所有政策”的治理思路在县域落地。可以说，在县域医共体政策实践进程中，从中央到地方进行了整体性变革，呈现了大国治理场景下各地基于本地实际情况探索与推进县域医共体组织模式选择的现实图景。但不可否认，在异质性资源条件与差异化治理框架下，各地县域医共体组织模式呈现结构性趋同与差异化发展。为了全面推进分级诊疗制度建设与县域医共体政策实践进程，有必要对压力型体制背景下县域医共体差异化组织模式选择进程中的资源条件、治理结构与制度环境等内容进行深层次解析。

根据威廉姆森（Williamson）关于社会科学研究的基本划分，本书在制度环境、治理结构、资源配置三层次研究框架下探究分级诊疗制度建设与医疗联合体建设背景下县域医共体差异化组织模式的现状及其成因，揭示资源异质性、治理结构、制度规范性要素与县域医共体模式选择之间的内在作用关系。首先，在探索性案例研究基础上，作者对县域医共体组织模式选择的影响因素进行总体性解释并加以识别；接着，利用定性比较分析方法分析出县域医共体差异化组织模式选择的组态作用路径，呈现县域医共体组织模式选择与资源异质性、治理结构及制度要素之间的复杂关系模型；最后，以典型案例分析重新思考资源、结构与环境对县域医共体组织模式选择的影响，并在一项历时性调查的基础上揭示了中国县域医共体组织模式选择的动态演进逻辑。

本书从理论层面构建了县域医共体组织模式选择研究的系统分析框架，从实证层面对县域医共体差异化模式选择与资源异质性、治理结构及制度要素之间的复杂关系模型进行了检验与解读，以县域医共体组织模式选择的前因条件及其组合关系的多元复杂性充分论证了县域医共体政策实践差异化组织模式选择的复杂组态作用路径，较为精细地刻画了县域医共体政策实践差异化组织模式选择的现实图景，确证了压力型体制下分类推进县域医共体实践进程的必要性和可行性。同时，本书以S县县域医共体政策实践（由先行试点阶段的“人员、财务、业务三个方面的有限统一管理”向“行政、人员、财务、业务、药械及绩效等六个方面的统一管理”转变，并在全面推开时期探索以“医保基金”为纽带的利益共同体建设，逐步构建起一个以“人民健康”为中心，服务高效、资源共享、利益共担的县域医疗卫生服务格局）进一步考察了资源、结构与制度环境在县域医共体组织模式选择进程中的动态变化与调整，为后续研究提供了理论与实证基础。在科学研究的基础上，本书赋予了县域医共体新的学理内涵，认为真正意义上的县域医共体是在普遍承认与包容县乡医疗卫生组织间差异性基础上寻求利益关系协调、责任共担的联合类组织形态；本书还在制度环境、治理结构、资源配置三层次研究框架下拓展了县域医共体组织模式选择影响因素的分析视角，为县域医共体政策实践提供了管理启示与政策建议。

本书的出版在一定程度上为我国分级诊疗制度建设、县域医共体政策实践提供了理论和实践方面的参照和借鉴；本书的研究结论为我国在全面深化改革、推进中国式现代化的关键时期不断深化医药卫生体制改革增强了更多的制度自信；此外，本书及时总结各地县域医共体政策实践进程中的成功经验，深层次解析仍面临的阶段性困境，也为基层医药卫生体制的下一步改革提供了更为清晰的思路和具体建议。作者希望本书的研究结论能为政府职能部门决策以及学界同仁开展进一步研究提供些许思路借鉴和启迪，为我国县域医疗卫生服务体系建设贡献微薄力量。

本书在写作过程中，参考了大量的学术文献和相关研究成果，笔者都尽可能做了清晰的标注。感谢各位前辈、学者的辛勤劳作，使得笔者能够从中汲取丰富的精神食粮。本书的形成得益于湘潭大学公共管理学院、中南大学公共管理学院、华东政法大学政府管理学院、广西民族大学政治与公共管理学院的科研支持。在湘潭大学和中南大学的求学经历是我人生重要的扎根时光，在我心中种下了知识的种子，坚定了我的学术追求和人生目标；华东政法大学开放包容的学术环境鼓励我探索、质疑、创新，让我拥有了继续出发的力量；广西民族大学校园环境优美静谧，人文氛围深厚浓郁，是读书治学的理想园地；广西民族大学政治与公共管理学院“博学笃行 养正致公”的学院文化是我潜心科研的坚定保障，一直激励着我在学术道路上不断创新发展，以学术创新推动教学创新、以科研发展服务教育发展。广西民族大学对本书的出版予以了资金、科研等方面的极大支持，湘潭大学出版社为本书的编审、出版等工作付出了辛勤的汗水，在此表示衷心的感谢。

由于县域医共体政策实践是一个十分复杂的事务，笔者仅能根据自己的学术视野、研究能力和资源条件对其进行一个阶段性分析，未能对我国县域医药卫生体制改革进行全景式的描绘。而且，由于学术能力和水平的限制，书中肯定有较多的不足、疏漏或需要商榷之处，恳请各位专家和广大读者批评指正。

朱丽

2024年10月于广西民族大学相思湖湖畔

目 录

导 论

第一节 研究背景与问题的提出

一、研究背景

（一）现实背景

20 世纪末，在降低医疗卫生服务成本与提升医疗卫生服务质量的双重压力下，美国学者斯蒂芬·肖雷尔[①]提出了整合医疗的概念，倡导为患者提供与其健康状况、经济水平相适配的一站式卫生服务。这一时期，整合医疗的服务理念得以践行，并在实践进程中发展出不同的组织样态，包括卫生系统、卫生网络、纵向卫生系统组织等。不同于一体化管理的系统组织与市场化运作的联盟组织，农村医疗卫生纵向整合网络更多地关注农村地区医疗卫生机构的临床整合、功能整合、人员整合以及财务整合。在经济相对困难、卫生专业人员短缺和公共政策不公平的广大农村地区，探索去碎片化服务理念的纵向整合策略成为美国农村地区医疗卫生组织应对日益

① Shortell S M，et al. "Creating Organized Delivery Systems：the Barriers and Facilitators." *Hospital & Health Services Administration*，Vol. 38，No. 4，December 1993，p. 447.

激烈的市场竞争的战略选择。不同于美国农村医疗卫生纵向整合网络重组所依赖的制度逻辑和表现出的组织形态，行政层级配置医疗卫生资源的行政路径依赖特征形塑了中国各级卫生行政主管部门在医疗卫生服务供给侧结构性改革实践中所扮演的行政主导角色①。

近年来，各省市县卫生行政主管部门依据《国务院办公厅关于推进分级诊疗制度建设的指导意见》《国务院办公厅关于推进医疗联合体建设和发展的指导意见》等加快制定本地分级诊疗制度建设与县域医共体建设和发展实施方案，并制定相关配套制度，推进整合型县域医疗卫生服务新体系建设进程。根据上述安排，以“资源下沉”为导向的县域医疗卫生服务整合体系建设如火如荼。以县级医院为牵头单位，与乡镇卫生院、村卫生室共同建立的一体化管理的县域医共体在各地兴起与发展②，成为中国县域医疗服务组织模式变革的重要载体与分析单位。在推进县级公立医院改革的进程中，政府在规划组建投入、标准制定等方面起着主要的推动作用，各级地方政府主导建设的县域医共体（Integrated Health-care in County，简写为“IHC”，在国际社会中多以“整合医疗”的形式出现）成为分级诊疗制度环境下县域医疗卫生服务供给体系去碎片化的组织形态。各主要县域通过提升基层首诊与上下转诊的服务能力，力求实现县域内就诊率大于或等于90%，并通过建设责任共同体、服务共同体、管理共同体以及利益共同体来协调利益冲突，推进医药卫生体制的纵深改革。在分级诊疗制度建设背景下，县域医共体在紧密整合医疗卫生资源、提升县域医疗卫生服务能力及引导就诊流向等方面表现出一定的积极作用③④，整合型医疗卫生服务体系建设已然是中国卫生体制改革的现实需求与实践形式。然而，从政策实践的结果

① 朱丽，刘丽杭：《分级诊疗体系建设动力机制与路径选择》，《广西民族大学学报（哲学社会科学版）》2019年第3期。

② 于德志：《探索整合型县域医疗服务新体系》，《中国卫生》2017年第1期。

③ 马慧芬等：《县域医疗联合体对新农合住院患者县内就诊率的影响——以青海省湟中县为例》，《中国卫生政策研究》2015年第10期。

④ 袁莎莎等：《基于典型案例的纵向整合模式下基层医疗卫生机构服务质量研究》，《中国卫生政策研究》2017年第7期。

来看，中国卫生系统在卫生资源城乡配置、区域卫生整体规划以及供需关系方面仍存在较为突出的矛盾。作为整合医疗与医疗联合体的纵向实践形式，压力型体制下的县域医共体政策实践表现出如下三个方面的阶段困境：

一是政策实践先行、健康共同体理念准备相对不足。在分级诊疗制度环境下，地方政府探索推进医疗联合体与县域医共体政策实践进程。通过一些试点县的县域医共体政策实践发现，建设县域医共体改变了县域内参加基本医疗保障制度的居民的就诊流向，并控制了医疗费用的增长趋势[①②]。然而，由于对“共同体”承认与包容县乡村医疗卫生组织间差异性的认识不够，尚未真正形成以满足基层民众健康需求为导向的三级医疗卫生服务主体间分工与合作的“健康共同体”。事实上，在“健康治理”“服务整合”等理论准备不足的情况下，国内大部分县域开始了县域医共体政策实践进程，大部分县域医共体没有发展成自我管理、自我服务与自我发展的自主性网络组织，与命运与共的人类卫生健康共同体的战略构想相去甚远。

二是行政路径依赖困境。20 世纪 80 年代，在中国医疗卫生服务递送层面的行政等级控制与政府大幅退出并存对分级诊疗体系造成了巨大冲击。[③]当前，在分级诊疗制度建设背景下，各省市县卫生行政主管部门加快制定并推动出台本地分级诊疗制度建设与县域医共体建设和发展实施方案，推进县域医共体的组建进程，行政主导下的医疗卫生服务体系变革仍是我国医药卫生体制改革的主要推动方式。在分级诊疗制度建设与推进医疗联合体政策背景下，本书调查的大部分试点县都保持了县乡两级医疗卫生机构设置不变、人员编制不变、财政供给保障不变等，并在现有的运行机制上促进人员、技

① 刘双等：《县域医共体对新农合参合居民就诊流向的影响分析——以安徽省定远县为例》，《中国卫生政策研究》2018 年第 4 期。

② 于亚敏等：《天长市县域医共体内医保预付制对医疗费用控制研究》，《中国医院管理》2018 年第 4 期。

③ 姚泽麟：《政府职能与分级诊疗——“制度嵌入性”视角的历史总结》，《公共管理学报》2016 年第 3 期。

术和管理等医疗卫生资源流向基层。因此，要变革碎片化运作的医疗卫生服务递送体系、组建整体化运营的县域医共体在财政投入、编制规划等方面仍表现出较大程度的行政路径依赖困境。

三是县域医共体内部成员自主探索不足，县域医共体的运行机制亟待厘清。在具体政策实践中发现，组建县域医共体更多依赖于地方行政手段，在政策引导（主要表现为财政支持等方面）与行业组织方面（主要表现为县级医院、乡镇卫生院与村卫生室在利益共享、责任共担方面）的探索尤为不足。长期以来，中国社会保障制度等相关制度安排影响了城镇职工、城乡居民基本医疗保障制度的整合进程，难以应对人口流动大背景下社会结构的多元化和扁平化变迁①②。此外，在县域医共体的快速推广建设进程中，参与试点的各成员单位的行政隶属关系不变，主要的财政补偿政策和政府投入方式不变，绝大部分地区的县域医共体政策实践更多是在行政指导下的强行联合，远未形成以“人民健康”为中心的服务整合模式。这就需要变革碎片化的健康保障制度，建立适宜的组织结构与利益结构，以期系统推进县域医共体的整合式运行。

总之，从现阶段实践状态来看，随着社会的发展及居民健康状况的改变，人口老龄化、人口疾病谱转变以及居民健康意识的提升对我国卫生系统整体性变革提出了新的挑战。由于缺乏整合卫生服务供给的设计与安排、高程度的专业化分工以及细化的专业服务模式，我国卫生系统存在相对割裂与卫生服务的碎片化等问题。③ 中国县域医共体政策实践的目标是提高县域卫生资源的整体利用效能，其核心关切是医疗卫生资源优化配置与健康服务模式变革，这在较大程度上关系着中国医药卫生体制改革的成败。然而，从实践效果来看，压力型体制下的县域医共体建设进程面临行政路径依赖、自主探索不足及不可复制性难题，并呈现“结构相似性与不一致性并存”的情

① 王增文：《中国社会保障治理结构变化、理念转型及理论概化——范式嵌入与法治保障》，《政治学研究》2015 年第 5 期。

② 朱恒鹏，徐静婷：《共享发展、共同体认同与社会保障制度构建》，《财贸经济》2016 年第 10 期。

③ 张亮等：《健康整合——引领卫生系统变革》，科学出版社 2014 年版，第 2—3 页。

况。一方面，全国各地县域医共体建设蓬勃发展，积极探索构建“纵向合作、横向互补与竞争”的县乡村医疗卫生服务网络；另一方面，县域医共体建设进程涉及多个层次、多个方面，国外整合医疗的成功经验在中国遭遇严重的水土不服，国内某一地区的成功经验亦难以复制到其他地区。直面中国县域医药卫生体制改革的多重困境，有必要对压力型体制下县域医共体政策实践进程中的影响要素进行全方位、深层次解析，探索并推进分级诊疗制度建设与县域医共体政策实践进程。

（二）理论背景

在“健康中国”战略背景下，医疗联合体及县域医共体政策进程因契合“呵护健康、预防疾病”的大健康理念而逐步得到了全社会的认可。国内关于医疗联合体与县域医共体的研究较为丰富，不仅包括上文提及的分级诊疗体系建设中的政府角色问题、医疗联合体建设中的制度建设难题、医疗联合体建设的伦理问题，也包括医疗联合体建设的控费和协作效应。[①] 在分级诊疗制度建设、医疗联合体及县域医共体政策进程中，学界也从多元视角研究医疗卫生纵向整合实践进程。

首先，从组织分析新制度主义的视角来看，县域医共体组织模式选择是多元行动主体与制度环境互动的结果。在制度主义者看来，制度是掌握实际权力的利益集团为了获取政治和经济利益而做出的安排，制度化则是行动者为实现自身目的而进行政治努力的结果。[②] 依据组织分析新制度主义的观点，制度环境为组织行动提供了选择的脉络，并在与组织的持续互动中影响组织模式变革进程；且医院这样高度依赖于制度环境和技术环境的复杂组织

---

① 唐文熙，张研，张亮：《整合服务改革中基于绩效的集团总额预付模式探索及效果》，《中国卫生经济》2017年第2期。

② Acemoglu D. “Why Not a Political Coase Theorem? Social Conflict, Commitment, and Politics.” *Journal of Comparative Economics*, Vol. 31, No. 4, December 2003, pp. 620-652.

必须回应来自环境的不同需求。[①] 一方面，组织对外部环境资源的依赖性与组织的专业化取向促使一定组织场域中的现存组织和新进入组织出现结构性趋同[②]。据调查研究，美国大部分医疗卫生组织在一定的制度压力与组织场域下选择加入多医院系统（“整合医疗”的前身，英文翻译为“Multi-Hospital System”）[③④]，并在制度与组织的持续互动中推进了组织模式变革进程；另一方面，组织在制度压力下选择以默认、折衷、避免、反抗以及操纵等策略回应制度环境，导致了组织形态的多样化[⑤]。马奥尼在其研究中发现，农村医疗卫生纵向整合网络或以单一所有权，或以共同所有权，或以合同的形式进行联合，从而呈现出差异化的组织形态[⑥]。尽管组织分析新制度主义的研究视角增进了制度主义理论的解释力与包容性，然而，较少有学者从组织分析新制度主义的研究视角关照压力型制度环境与县域医共体建设之间的互动进程，未能从制度结构与制度过程的集成视角进行县域医疗卫生服务体系建设进程中县域医共体组织模式结构性趋同与差异化发展的制度成因分析。中国县域医共体政策实践不仅是“健康中国”战略背景下分级诊疗制度建设所建构的制度环境的结果逻辑，也是分级诊疗制度环境与多元健康治理主体持续互动所形成的权力关系的过程逻辑。为此，有待探究制度要素的结构性作用与制度环境所建构的权力结构关系在县域医共体政策实践及县域医共体组织模式选择中的作用机制。

---

① Beckert J. “Institutional Isomorphism Revisited: Convergence and Divergence in Institutional Change.” Sociological Theory, Vol. 28, No. 2, June 2010, pp. 150-166.

② DiMaggio P, Powell W. “The Iron Cage Revisited: Institutional Isomorphism and Collective Rationality.” *American Sociological Review*, Vol. 48, No. 2, January 1983, pp. 147-160.

③ Fennell M L, Alexander J A. “Organizational Boundary Spanning in Institutionalized Environments.” *The Academy of Management Journal*, Vol. 30, No. 3, September 1987, pp. 456-476.

④ Mizruchi M S, Fein L C. “The Social Construction of Organizational Knowledge: A Study of the Uses of Coercive, Mimetic and Normative Isomorphism.” *Administrative Science Quarterly*, Vol. 44, No. 4, December 1999, pp. 653-683.

⑤ Oliver C. “Strategic Responses to Institutional Processes.” *Academy of Management Review*, Vol. 16, No. 1, January 1991, pp. 145-179.

⑥ Mahoney J. “The Choice of Organizational Form: Vertical Financial Ownership versus other Methods of Vertical Integration.” *Strategic Management Journal*, Vol. 13, No. 8, November 1992, pp. 559-584.

其次，从利益平衡视角来说，在分级诊疗制度建设进程中，政府、医疗卫生服务主体、社会主体及患者等主要行动者之间存在一定的利益冲突。为此，县域医共体组建的关键是建立利益共同体，并为不同组织模式建立相应的利益平衡机制[①][②]。然而，在现有制度框架下，政策行动者的理性选择偏离了区域纵向医疗联合体建设及县域医共体政策设计要求[③]。根据利益平衡理论的论点，为了破除利益格局的桎梏、实现分级诊疗制度目标，还需深入探究中国县域医共体政策实践的治理结构安排，包括内部结构设计与更广泛的权力结构关系。

再者，从跨边界视角而言，随着患者对医疗卫生服务连续性的要求越来越高，基本医疗卫生服务供给已经由过去"分别提供服务的方式"转变为"共同提供服务的形式"。依据跨边界治理的观点，组建县域医共体必须以网络理论和协同理论指导县域医共体组织模式选择，更好地服务于分级诊疗制度建设，并及时有效地回应基层人民群众的健康需求。然而，在健康理念变革与健康治理逻辑转换的时代背景下，跨边界治理的理念与方法也未能解析县域医共体不同组织模式选择的内在逻辑。不可否认，在分级诊疗制度环境下，县域医共体成员单位在制度、政策、技术以及组织资源占有方面均存在一定的差异性，而这些差异已然内化于县域医共体成员单位的具体行动中。为此，有必要探究县域医共体组织成员间在资源占有方面的差异性及其对县域医共体组织模式选择的可能影响。

此外，现有研究在对国内外不同整合模式及其治理效果进行比较后发现，选择紧密合作的组织模式（在国内实践进程中，紧密合作的组织模式一般指向基于系统性利益构架的合作新秩序；而在国际实践进程中，这种模式选择更多地指向产权一体化的服务模式）有可能导向更优的合作效果，也有

---

① 唐绍洪，崔垚，刘屹：《分级诊疗制度关涉主体的利益冲突与协调》，《中州学刊》2017年第2期。

② 芦炜，梁鸿：《如何构建医疗联合体：组织模式、利益机制和服务内容》，《中国卫生政策研究》2013年第12期。

③ 任飞：《完善区域纵向医联体建设的思考——基于制度理性选择框架》，《中国卫生政策研究》2016年第10期。

可能导向一般化的合作效果[①②]。这就要求我们对县域医共体组织模式进行类别划分，探索影响县域医共体组织模式选择的前因条件，并对县域医共体差异化组织模式选择的效果进行必要的评价分析。

综上，制度流派分析学者很少明确提及一种制度的内在动力和使制度运作的潜在行为机制，未能明确影响县域医共体组织模式选择的内、外部资源条件，亦未能厘清县域医共体组织模式结构性趋同与差异化发展的制度成因；跨边界治理的理念与方法仅仅提供组织模式变革的理论解释工具，未能完整刻画县域医共体不同组织模式的内在作用机制；利益平衡理论更多地关注如何从理论模型上对相互作用关系进行解释，往往难以对现实世界里的多元主体互动关系进行全面刻画，也就难以解释各地县域医共体组织模式选择的形成机理。

本书认为县域医共体组织模式变革不仅是医共体与制度环境的互动进程，更是医共体内生性影响因素综合作用的动态调整结果。国际社会关于“整合医疗”的服务理念指出，真正意义上的健康整合既是一个政策概念，也是一个理论概念。健康整合不是一个固定不变的规范模型，而是一个不断朝着更加整合的健康体系迈进的增量变革[③]。在一定程度上，健康整合的目的是构建整合的健康体系，为人民群众提供整合型的健康服务[④]。按照“整合医疗”的基本认识，县域医共体作为健康整合的政策实践形式，其组织模式选择必然遵循健康整合模式选择的一般规律。具体而言，县域医共体组织模式选择不仅受到制度环境的影响，也受共同体成员间内在运行逻辑的影响。但是，由于我国缺少“守门人”制度和医师协作机制，也没有采取上述

---

① 王文娟，蔡媛青，欧阳雁玲：《三级医院与社区卫生服务中心合作效率研究：源于新结构经济学视角》，《广东社会科学》2017年第5期。

② Annick W, Paul G. “Do Governance Choices Matter in Health Care Networks?: An Exploratory Configuration Study of Health Care Networks.” *BMC Health Services Research*, Vol. 13, No. 1, June 2013, p. 229.

③ 张亮等：《健康整合：引领卫生系统变革》，科学出版社2014年版，第12页。

④ Glendinning C. “Breaking Down Barriers: Integrating Health and Care Services for Older People in England.” *Health Policy*, Vol. 65, No. 2, August 2003, pp. 139-151.

国际普遍认可的临床整合策略的案例，国际卫生服务整合的模式和具体策略并不一定适用于我国的基层医疗卫生服务体系。为此，必须从县域医共体的制度环境、资源条件、治理结构以及实施成效等层面来对我国县域医共体组织模式选择这一核心问题进行深层次解析。

二、研究问题的提出

当前，各级政府主导建设的县域医共体（包括，县级医疗集团、县镇一体化以及县乡村一体化等整合形态）成为分级诊疗制度环境下县域医疗卫生服务供给体系去碎片化的组织形态与主要载体。从实践效果来看，各地县域医共体建设是走出基层医疗卫生发展困境，促进分级诊疗、提升基层卫生服务能力的可行方案①。根据分级诊疗的基本构想——基层首诊、上下转诊、急慢分治、上下联动，镇（乡）村医疗卫生机构与县级医疗机构的功能定位差异明显，理应能够达成良序的分工与协作关系。然而，在压力型体制下，县域医疗卫生服务主体不仅要提供疾病治疗与疾病预防等基本医疗卫生服务，还要在有限的盈利空间内确保医疗卫生服务机构的生存空间，县级医院、乡镇卫生院、村卫生室之间围绕医疗卫生服务供给而展开博弈，既存在合作又存在竞争。此外，患者是分级诊疗体系建设的关键利益相关者，无论是政府主导建设的县域医共体还是基层医疗卫生机构自发组建的县域医共体，均须得到广大患者的信任与参与，才能实现协同推进基层首诊、上下转诊、急慢分治、上下联动的整合目标。从这一层面而论，在“乡村卫生组织一体化”向“县乡村医疗卫生服务整合”的转型进程中，我国县域医疗卫生服务体系建设呈现出政府主导、竞争与合作、需求导向的阶段特征。

本书指出县域医共体模式选择不仅是医共体与制度环境的互动进程，更是医共体内生性影响因素（包括制度资源、政策资源、组织资源以及信息技

① 郁建兴等：《探索整合型医疗卫生服务体系的中国方案——基于安徽、山西与浙江县域医共体的调查》，《治理研究》2020 年第 1 期。

术资源等）的综合作用结果，这就需要在系统的研究框架下对县域医共体组织模式选择影响要素及其相互作用关系展开分析。而根据威廉姆森对资源配置这一层面的论述，在既定制度环境与治理结构下，资源配置方面的变化是最快的，也是需要予以重点关照的。本书拟从制度环境、治理结构与资源配置这三个层次分析县域医共体组织模式选择这一核心问题。根据这个三层次分析框架，本书揭示资源异质性、治理结构、制度要素与县域医共体组织模式选择之间的内在联系，并以一项历时性分析揭示医疗卫生资源配置变化条件下县域医共体组织模式选择的动态演进逻辑，从而更好地指导县域医共体组织模式选择，探索推进分级诊疗制度建设与县域医疗卫生服务整合进程。为此，本书主要探讨以下三个问题：

问题 1：中国县域医共体组织模式选择影响因素是什么？

问题 2：中国县域医共体差异化组织模式选择与资源异质性、治理结构以及制度环境之间存在何种组态作用路径？

问题 3：中国县域医共体差异化组织模式选择的动态调整逻辑是什么？

第二节　选题意义与研究价值

一、选题意义

作者选择关乎民生之县域医共体——医疗联合体政策实践的最小战略单元与最大战术单元为研究主题，具有以下三个方面的意义：

首先，以“均衡医疗卫生资源、提升基层医疗卫生服务能力”为着眼点的县域医共体建设有利于解决人民群众日益增长的健康需要和不平衡不充分的基层医疗卫生服务供给之间的矛盾。基层医疗卫生服务质量低、服务成本高的“双重困境”折射出我国医疗卫生资源分配失衡、人民群众尤其是基层人民群众健康绩效低的现状。县域是连接城市和农村的枢纽，加快县域医疗卫生发展是解决广大农村和基层群众看病就医问题的基本保障。为了均衡医疗卫生资源配置，推进医药卫生体制的纵深改革，2015 年，《国务院办公厅关于推进分级诊疗制度建设的指导意见》出台，规定必须促进医疗卫生资源下沉，保持县域内就诊率≥90%，逐步完善分级诊疗政策体系，全面提升分级诊疗服务能力。《“十三五”深化医药卫生体制改革规划》明确指出要以“资源共享”和“人才下沉”为导向建成利益共享、责任共担、发展共荣的医疗联合体。在分级诊疗制度建设与医疗联合体政策支持下，各省市县纷纷制定了“医疗联合体建设和发展的实施意见”，并在 66 个县试点以县级医院为牵头单位的县乡村整合经营与管理的政策实践。2021 年 5 月，国务院办公厅印发的《深化医药卫生体制改革 2021 年重点工作任务》明确指出，要完善县域医共体引导政策，提高县域疾病防治水平。可见，县域医共体建设不仅是我国分级诊疗制度建设背景下医疗联合体的纵向实践形式，也是均衡医疗卫生资源、提升基层医疗卫生服务能力、满足基层人民群众日益增长的健康需要之重要治理举措。

其次，随着健康理念与治理理念的持续革新，组建县域医共体契合健康治理逻辑转换的要求。当前，健康风险趋于不可计量与不可控制，过去由医疗卫生服务主体单独提供服务、承担责任的服务模式正经历着重大的挑战。随着人口疾病谱的转变，越来越多的公众认识到，健康不仅是医疗卫生服务提供者的责任，还是医疗服务使用者对自身健康的重视与维护的结果。为了应对卫生健康风险，卫生部门的治理理念也发生了较大程度的革新——由单一部门的治理发展为跨部门治理，由卫生系统治理发展为健康治理。在这样的逻辑结构下，中国县域医共体可以说是地方政府主导建设的县乡村三级医疗卫生服务机构间分工合作的行动结果，同时，建设与发展县域医共体也是当前分级诊疗制度环境下满足日益多元复杂的健康需求的共同体组织过程。尽管县域医共体政策实践仍是以政府为主导，但是各地探索政府权力下放、政府职能转型的创新实践推动了县域医共体组织模式选择差异化进程。在分级诊疗制度环境下，探索县域医共体政策实践差异化组织模式选择契合当前健康治理逻辑转换的要求。

最后，在分级诊疗制度建设与医疗联合体建设政策背景下，组建县域医共体有利于形成以“健康”为中心的基层医疗卫生服务整合模式。尽管以“以病人为中心”的医疗卫生服务模式早已经成为我国现代医院改革与发展的主题，并逐步转向“以健康为中心”的更高层次的医疗服务模式[①]，我国医药卫生体制改革仍未突破“疾病治疗”的服务模式，缺少“疾病预防”“防病省钱”的健康理念。这就迫切需要变革现有服务模式，从生命质量与服务质量两个方面融合人民群众的多元健康需求。在分级诊疗制度建设和医疗联合体建设政策背景下，无论是选择紧密型县域医共体，还是选择松散的契约式县域医共体，均是以资源下沉、提升基层医疗卫生服务质量、降低医疗卫生服务成本的具体任务来推进基层健康服务模式变革。

二、研究价值

立足于分级诊疗制度建设与医疗联合体政策背景，本书坚持“理论源自实践、理论指导实践”的研究准则，在“制度环境—治理结构—资源配置”三层次分析框架下确立主要研究内容，从经验层面进行探索、检验与解释，提出推进县域医共体政策实践的相关建议。具体包括：

第一，本书通过探索性案例研究来对县域医共体组织模式选择的影响因素进行初步识别与总体性解释，并在深度比较的基础上探索提出相关理论命题。在分级诊疗制度建设背景下，各省市县卫生行政主管部门加快制定并推动出台本地区分级诊疗制度建设与县域医共体建设与发展实施方案，推进了中国县域医共体政策实践进程。在这样的政策背景下，分级诊疗制度环境下县域医疗卫生服务机构间自行联合与行政指导下的强行联合均是推进县域医疗卫生组织模式变革的重要途径。两种不同的行动逻辑及其所建构的权力结构关系与利益结构关系作用于县域医共体差异化组织模式形成；与此同时，

① 王小万，刘丽杭：《“以病人为中心”医疗服务模式的理念与发展》，《医学与哲学》2002年第3期。

在压力型体制下，制度环境、资源条件与治理结构等要素均影响着县域医共体差异化组织模式选择。然而，当前研究并未从一个系统的理论分析框架来对县域医共体组织模式选择的影响因素进行分析，没有发现县域医共体组织模式选择的影响机制。为此，作者通过跨案例研究呈现影响县域医共体组织模式选择的资源条件、制度环境、权力结构关系与利益结构关系，并对技术等其他竞争性解释进行理论说明。

第二，本书通过检验内部成员间资源异质性、治理结构、制度要素与县域医共体组织模式选择的关系，揭示差异化组织模式选择的组态路径。既有研究文献已经证实，影响县域医共体建设进程的影响因素多元复杂。然而，调查发现，一些地方的县域医共体政策实验更多地建立在“资源异质性促成组织合作”“紧密型治理结构优于松散型治理结构”的信念假设上，缺少相应的理论支持（没有发现差异化组织模式选择的深层次影响因素，也没有对前因条件组合进行分析与解释）。在定性比较分析部分，作者根据理论观照与探索性案例分析所得筛选前因条件，并在实证检验基础上厘清影响县域医共体差异化组织模式选择的关键要素及其组合作用机制，揭示县域医共体组织模式选择的内在运行逻辑，从而更好地指导各地探索“利益与共、共责共享”的县域医疗卫生服务整合体系建设。

第三，作者选取分级诊疗制度建设与县域医共体政策实践“先行试点”“推广建设”“全面推开”三个阶段探索不同整合层次的县域医共体典型案例，以案例的基本事实和基本做法对县域医共体组织模式选择这一现实问题的基本作用关系模型进行历时性考察与动态验证，进一步揭示了县域医共体差异化组织模式选择动态调整逻辑。此外，在验证性案例分析部分，本书还揭示了“整体性政府”在县域医疗卫生服务整合进程中的“治理优势”，提出我国压力型体制下整体性动态治理理念与行动框架的必要性与可行性，并在县域医共体政策实践的不同发展阶段提出了可操作性的政策建议。

第三节 研究现状

随着分级诊疗制度建设与医疗联合体及县域医共体建设等一系列政策的相继出台，我国关于县域医疗卫生资源整合的研究文献增多，并在 2019 年达到了峰值，进一步推进了县域医共体政策实践进程。国内研究主要包括：

（一）县域医共体概念辨析

借鉴国外经验，国内关于“整合医疗”的研究兴起，并在县域层面进行本土化探索，提出了县域医共体，即县乡村医疗卫生服务一体化建设的服务理念。从查阅到的现有文献来看，部分学者将县域医共体界定为以“县域”为单位、整合医疗卫生资源、实行县域集团化经营管理、实现县域内就诊率提高至 90%左右的分级诊疗目标之组织形态[①②]；也有学者以“整合医疗”与“医疗联合体”的概念框架对县域医共体进行概念界定，认为县域医共体是整合医疗与医疗联合体在中国县域层面的运作形式[③]。不可否认，县域医共体与整合医疗、医疗联合体三者的概念与内涵存在相似之处，也有不同之处。在中国政策背景下，医疗联合体是一种合作与联合的关系，旨在让患者享受更为便捷的卫生健康服务，医疗联合体的英译词是“Health Alliance”[④]；而美国则多从“整合”的角度对农村地区医疗卫生服务整合进行探析，如美国农村医疗卫生纵向整合网络（Vertically Integrated Rural Health System/ Networks），这一概念在组织层面与县域医共体政策实践初期的形式较为相似，是旨在探索独立法人资格基础上的合作方式（需要注意的是，美国体制与中国体制完全不同，更加凸显了在中国治理场域下研究县

① 尹红燕等：《安徽省医共体模式的探索和实践》，《中国卫生政策研究》2017 年第 7 期。
② 孟令锋：《县域医共体，构建诊疗模式新格局》，《中国农村卫生》2017 年第 1 期。
③ 李玲等：《整合医疗：中国医改的战略选择》，《中国卫生政策研究》2012 年第 9 期。
④ 王佩，卢敏：《我国医疗卫生新名词英译探微》，《中国翻译》2018 年第 5 期。

域医共体的必要性）。

由此可见，整合医疗、医疗联合体及县域医共体三者的概念界定与内涵延伸既有区别也有联系，有必要在理论考察与政策实践进程中更为清晰地界定“县域医共体”，明确县域医共体在中国治理场景下的学理内涵。

（二）县域医共体模式类别研究

从县域医共体政策实践现实状况来看，学界主要从医疗联合体的模式类别来解读县域医共体的模式类别。目前，不同的学者对医疗联合体及县域医共体模式划分的认识不一：张亮从健康整合的视角将整合方式划分为技术整合、管理整合与资源整合三种方式；也有学者将我国医疗联合体的组织模式划分为契约式、托管式与兼并式，并进一步指出，契约式组织模式较为普遍但操作性强最不稳定、托管式组织模式的管理权统一但成员组织之间产权独立、兼并式组织模式的管理权与所有权高度统一但实施阻力较大；还有学者在城镇化建设的浪潮下审视县乡医疗卫生资源整合模式，认为城乡医疗卫生资源整合模式主要包括城乡医院对口帮扶模式、承办模式、托管模式以及“核心＋成员”集团化模式等[①]，其中，集团化模式以江苏镇江的政策实践为典型代表[②]。从我国县域医共体政策实践阶段进程来看，各主要县域越来越关注更为紧密的县域医共体建设，重点指向以“医保基金”为纽带的县域医共体建设（以三明市为例，以“医保资金”为杠杆，促进公共卫生和医疗服务协同融合）与以“人财物”的有限统一管理为核心的县域医共体建设（以云县为例，设置“医共体管理中心”，统筹县域内公共卫生及医疗机构的协同发展）。在全国推广建设合作更加紧密的县域医共体组织模式的阶段进程中，仍有部分县域探索通过业务合作的契约关系推进了分级诊疗制度建设的进程。当然，无论是以“医保”为纽带的县域医共体建设，或是以“人财物”的有限统一管理为核心的县域医共体建设，还是以“契约”关系推进的

① 张述存：《新医改背景下医疗资源整合模式研究》，《东岳论丛》2018 年第 11 期。

② 林闽钢，张瑞利：《医疗服务体系的纵向整合模式及其选择》，《苏州大学学报（哲学社会科学版）》2014 年第 4 期。

县域医共体建设，均是紧密型县域医共体政策框架下的行动选择。由此可见，对县域医共体模式类别的基本划分在一定程度上是对医疗联合体模式类别划分的延续与扩展。目前，学界与政界均没有从组织层面对县域医共体模式类别进行清晰的区分。为此，有必要在理论与实践相结合的科研原则指导下区分县域医共体组织模式类别。

（三）县域医共体影响因素研究

目前，学者多从“纵向整合”的限制性条件来探究作用于县域医共体的可能影响因素。如，匡莉等[①]通过梳理国内外纵向整合的成功经验发现，经济契约关系、制度、组织内部管理制度、技术、整合经验以及整合文化是影响医疗服务递送体系整合的可能条件。杨肖光等[②]通过定性比较分析方法得出，影响公立医院与基层医疗卫生机构分工协作的主要因素包括体制因素、制度因素、管理因素和技术因素等。张敏等[③]通过清晰集定性比较分析方法发现，县域医共体政策实践与当地经济发展水平之间存在着强相关性。如上所述，相关研究或从宏观视角概述了影响整合的约束条件，或从个别地区经验出发探究可能影响因素。然而，很少有研究对县域医共体差异化组织模式的影响因素展开系统讨论，更没有相关的实证研究。在压力型体制下，有待系统地研究影响县域医共体差异化组织模式选择的多层次、多元化影响因素，探究县域医共体建设及县域医共体组织模式选择的内在行为逻辑。

（四）县域医共体整合效果评价研究

目前，关于县域医共体整合效果评价的研究较多，并推动了县域医共体

---

① 匡莉，甘远洪，吴颖芳：《“纵向整合”的医疗服务提供体系及其整合机制研究》，《中国卫生事业管理》2012 年第 8 期。

② 杨肖光，马晓静，代涛：《公立医院与基层医疗卫生机构分工协作影响因素研究——基于定性比较分析方法》，《中国卫生政策研究》2013 年第 8 期。

③ 张敏等：《基于清晰集定性比较分析的地方政府县域医共体创新实践影响因素及其组合路径分析》，《中国全科医学》2022 年第 10 期。

整合效果评价的政策实践。王欣博士对卫生服务整合评估框架与评估实践的研究是县域医共体效果评价的重要参考，关注了不同卫生体系开展卫生服务整合在结构、过程、结果方面的实施效果。从查阅到的理论文献来看，关于县域医共体的效果评价研究建立在医疗联合体、医疗联盟评价研究的基础上。例如，龙俊睿等[①]通过研究医疗联合体的发展进程，构建了评估医疗联合体的“结构—过程—结果”理论分析框架，为构建医疗联合体绩效评估体系做好了理论准备；汪彬等[②]通过文献整理与实地调研初步建立了分级诊疗制度背景下医疗联合体绩效评价的静态与动态评价指标。王文娟等[③]以新结构经济学比较优势的思想为指导，构建了三级医院和社区卫生服务中心合作效率的因势利导框架，并利用数据包络分析（DEA）方法对合作的效果进行了效率评价，进而发现“直管”模式的协同效应最为明显。在具体的政策实践中，各级卫生行政主管部门推动了紧密型县域医共体绩效考核，充分运用监测评估与绩效评价结果，定期通报县域医共体建设进展情况。2023 年，中共中央办公厅、国务院办公厅印发《关于进一步完善医疗卫生服务体系的意见》，要求完善以“医共体”为单位的绩效考核，从就医和诊疗秩序、医疗卫生服务能力、医疗卫生资源利用、医保基金使用效能等方面考核医共体整体绩效。基于理论探讨和实践需要，作者初步认为将评估结果嵌入历时性典型案例研究中将在一定程度上达成理论与实践相结合的需要。

综上，通过对“整合医疗”与“县域医共体”在不同制度逻辑下的相关文献进行梳理，本书认为中国县域医共体政策实践因契合“呵护健康、预防疾病”的新型健康服务体系建设需要而引起了学界和政界的关注，有待从学理上进行深层次解析。

---

① 龙俊睿等：《医疗联合体绩效评估理论框架的构建》，《中国医院管理》2016 年第 10 期。

② 汪彬等：《分级诊疗制度下医疗联合体绩效评价体系初步探索》，《中国医院》2017 年第 5 期。

③ 王文娟、蔡媛青、欧阳雁玲：《三级医院与社区卫生服务中心合作效率研究：源于新结构经济学视角》，《广东社会科学》2017 年第 5 期。

第四节　研究设计

作者依据威廉姆森关于社会科学研究四个层次的基本划分，初步提出了本书的研究框架。并采用混合研究设计，绘制了混合研究设计流程图，对不同阶段的研究取样、数据收集方案与资料整理方法进行了具体说明，为研究开展做好了方案准备。

一、研究框架

本书的研究主题是一个复杂的社会问题，需要对县域医共体差异化组织模式选择的影响因素及其效应进行两阶段的研究。同时，该研究也是一个涵盖制度层面、治理结构层面以及组织内部资源配置层面的综合问题，需要建立一个多层次的分析框架。为此，本书将在资源依赖理论、治理结构与制度环境下考察县域医共体差异化组织模式选择的影响因素及其作用机制。要对这两阶段的复杂问题进行研究，需要提出一个相对系统性的研究框架，并以混合研究基本原则进行具体方案设计与取样说明。

根据威廉姆森关于社会科学研究四个层次（包括社会基础、制度环境、治理结构以及资源配置）[①] 的基本划分，第一层次，即社会基础的变化发展特别缓慢，本书将暂不考虑这一层次变化特征对县域医共体组织模式选择的可能影响。本书拟在“制度环境—治理结构—资源配置”三层次分析框架下探究分级诊疗制度建设与医疗联合体政策背景下县域医共体不同组织模式选择的影响因素及其相互作用关系。诚如上文所言，这将是一个涵盖制度层面、治理结构层面以及组织内部资源配置层面的多层次、双阶段的研究，需要在制度理论、结构权变理论以及资源依赖理论视角下构建一个整合分析框

---

① Williamson O E. “The New Institutional Economics: Taking Stock, Looking Ahead.” *Journal of Economic Literature*, Vol. 38, No. 3, September 2000, pp. 595-613.

架，从而对县域医共体差异化组织模式选择的影响因素及其效应进行研究。为此，我们将呈现压力型体制背景下中国县域医共体组织模式选择的研究框架（见图 0-1）。

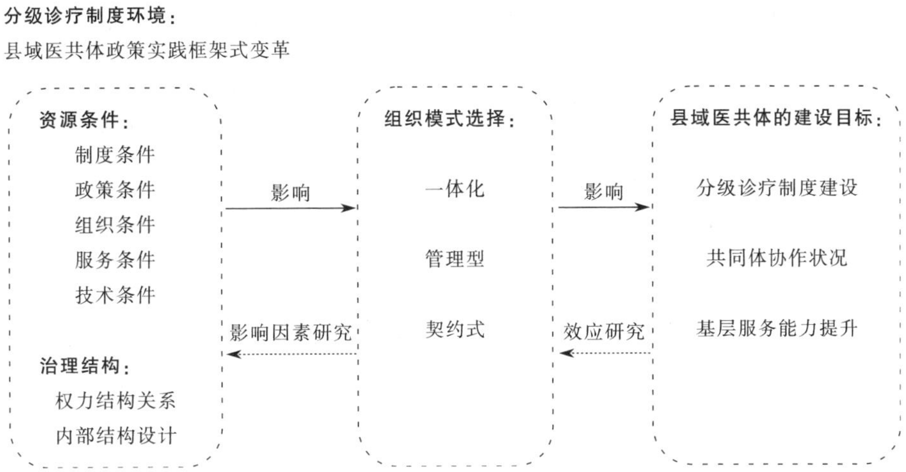

图 0-1 研究框架

首先，本书将回答县域医共体组织模式选择的影响因素。在中国深化医药卫生体制改革的背景下，县域医疗卫生组织模式变革面临着诸多不确定性。诚如上文所述，不同于“整合医疗”服务模式所依赖的制度逻辑和表现出的组织形态，以行政层级配置医疗卫生资源的行政路径依赖特征形塑了中国各级卫生行政主管部门在医疗卫生服务供给侧结构性改革中扮演的行政主导角色；考虑到行政干预一体化改革持续性不足等，要想分级诊疗制度建设与医疗联合体政策实践进程得以推进，不仅需要关注医疗联合体政策实践所嵌入的制度环境，还要探究县域医共体组建的内在行为逻辑，并在制度与组织的互动进程中探寻医疗卫生服务组织变革进程。已有研究指出，组织变化的制度性压力不仅导致了组织的“同构式变迁”，也造成了“制度化组织的结构不一致性”。为此，本书将首先以“探索性案例研究”的形式展开，对影响县域医共体模式选择的影响因素进行总体性解释与竞争性解释，以此呈现出县域医共体组织模式差异化的基本现状与县域医共体组织模式选择的主要影响因素。

其次，作为县域医共体建设的基础性条件，外部资源异质性（包括纵向联合组织间在制度资源、政策资源与组织资源的异质性）与内部资源异质性（指组织在服务资源与技术资源方面的异质性程度）影响着差异化组织模式选择，且与特定的治理结构产生交互作用，共同作用于县域医共体组织模式选择。质言之，要厘清资源异质性对县域医共体组织模式选择的影响，必须在县域医共体政策实践框架式变革背景下讨论资源条件与治理结构的作用关系，并将资源异质性这一内生性影响要素的可能作用力置于特定的治理结构中。诚然，从县域医共体与政府（主要指卫生行政主管部门）的权力制衡关系、县域医疗卫生服务主体决策平衡体系两大分析维度可以对“治理结构”这一概念进行较为清晰的刻画。为此，本书将利用“定性比较分析方法”来解读县域医共体组织模式选择与资源异质性、治理结构（主要指向政府外化控制程度与核心组织对成员组织的集权化程度）及制度规范性效力之间的复杂关系。

最后，从历时性视角检验县域医共体不同组织模式选择的治理效果，并据此发现县域医共体组织模式选择的动态演进方向。在探索性案例研究与定性比较分析的基础上，以案例的基本事实和基本做法对县域医共体在不同政策背景下差异化组织模式选择的基本关系模型进行动态验证，并在历时性分析的基础上更加深刻地认识中国县域医共体成员单位间整合层次的变化情况，从动态意义上追踪与考察差异化组织模式动态变化可能呈现出来的演化特征及其所蕴含的演变逻辑，揭示以“政府”为主要行动方的权力结构关系演变逻辑。

二、研究方法

根据克雷斯威尔[①]的相关论点，混合研究方法逐渐成为定量与定性两大传统范式之间哲学和方法学上的中间路径，主张从研究的实用性出发，认为

① ［美］约翰·W. 克雷斯威尔：《混合方法研究导论》，李敏谊，译，格致出版社、上海人民出版社 2015 年版，第 10 页。

研究问题决定研究方法。混合方法研究是社会科学领域的一种研究取向，持有这种取向的研究者同时收集定量（封闭的）数据和定性（开放的）数据，对两种数据进行整合，对整合数据进行全面阐释，以更好地理解研究问题。根据混合方法研究的基本准则可知，混合研究并不是简单地收集定量数据和定性数据，也并非定性研究加上定量研究。混合方法研究涉及同时收集、分析和整合定量数据及定性数据，可以是两种数据类型的叠加，也可以把定量研究嵌套进定性研究，且需要理论依据来论证何种方式可行。在混合方法研究者看来，不同研究方法整合要比单一的研究方法更有助于理解研究问题。根据前文所提出的研究问题可知，本书涵盖一个前因机制探究与效应分析双阶段的问题，且在前因机制探究阶段，本书首先通过探索性案例研究对影响县域医共体组织模式选择的前因条件进行识别与总体性解释，并对其他竞争性解释进行说明；接着用定性比较分析方法对前因条件及其组合关系进行解释。在效应分析阶段，本书进一步在政府外化控制、牵头单位对成员组织的集权化程度与县域医共体差异化组织模式选择的动态调整关系研究中嵌入了定量数据，进行了历时性的典型案例分析。研究基本流程图见图 0-2。

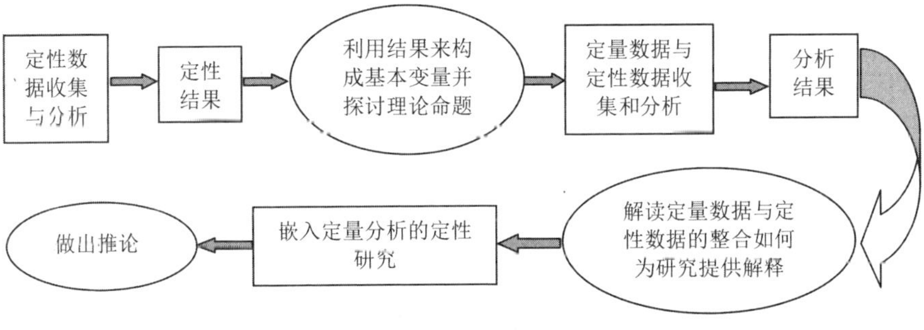

图 0-2　设计方案流程图

根据复合混合方法研究设计的基本准则，方法的混合使用必须使定性和定量两种方法至少在研究的一个步骤中同时存在。[①] 在本书的写作过程中，

① [美] 阿巴斯·塔沙克里，[美] 查尔斯·特德莱：《混合方法论：定性方法与定量方法的结合》，唐海华，译，重庆大学出版社 2010 年版，第 97 页。

两个阶段的研究都综合使用了定量数据与定性数据。在前因条件探究阶段，作者在影响因素识别与定性比较分析两个部分均综合使用了定量数据与定性数据。具体而言，在定性比较分析部分，本书对影响县域医共体差异化模式选择的资源条件进行整理，并利用主成分分析法论证了以病床数、执业医师与医疗设备配置数来刻画县域医共体“资源异质性”这一综合性指标的必要性与可行性，这一定量分析的手段有助于定性比较分析的开展。在效应分析阶段，作者又进一步收集了试点县S在县域医共体政策实践进程中在分级诊疗制度建设方面的历时性数据，将服务于验证性的典型案例研究。

在具体研究中，本书采用了如下三种研究方法：

一是政策文本分析法。本书首先审视县域医共体政策实践进程中政策文本的制定与修订状态，借以发现县域医共体政策实践的制度建设情况，初步认识中国县域医共体政策实践在“试点先行”“推广建设”“全面推开”三个阶段的基本情况，并揭示了县域医共体政策实践在“试点先行”“推广建设”阶段的特点——整合范围和层次有待扩展。接着，在定性比较分析部分，政策文本分析将作为透视中国县域医共体政策实践制度环境规范性效力的重要工具与手段，对政策文本的限定性词眼的聚类分析将用来刻画制度环境规范性效力。

二是案例研究法。在具体的研究中，案例研究法是对个案研究、跨案例比较研究以及嵌入式案例研究的综合运用。首先，在探索性案例研究部分，采用跨案例分析法，从东中西3大区域各自选取9个县域医共体进行深入的分析与挖掘，建立案例研究资料库；充分利用各级政府的政策文件、医共体规章制度以及访谈所得资料，构建资料三角形；设计案例研究草案（见附录1），充分连接案例研究草案与案例研究问题，对县域医共体组织模式的差异化的影响因素进行总体性解释和竞争性解释。其次，在验证性案例研究部分，本书选取典型样本医共体，以案例的基本事实和基本做法、现实问题验证本书的研究观点和研究结论，在历时性比较的基础上揭示了县域医共体模式选择的动态调整机制，并发现了未来县域医共体政策实践的治理逻辑。

三是定性比较分析法。在分级诊疗制度建设与医疗联合体政策背景下，各地区县域医共体政策实践进程处于试点阶段。在这一背景条件下，作用于中国县域医共体组织模式选择的影响因素多元、复杂，并且不清晰，需要深入的解析。与此同时，县域医共体政策实践的样本案例并不多，许多样本案例在资源条件、治理结构与制度环境方面的基础信息并不全面，难以进行纯量化的比较分析。为此，本书尝试超越定性分析在深度研究方面的比较优势与定量分析在多样本、多变量研究方面的比较优势，利用定性比较分析（Qualitative Comparative Analysis，简称“QCA”）对县域医共体组织模式选择影响因素及作用机制这一复杂社会问题展开较为深入的研究。

三、研究取样说明

本书的研究需要一个多阶段的复合设计方案，首先用定性数据收集和分析来识别县域医共体组织模式选择多元的影响因素，然后据此发现新的研究变量（包括由此形成的理论命题）和研究工具，随后再进行超越定性研究与定量研究的整合探索，最后进行一个嵌入定量数据的定性分析。为此，对本书设计方案的流程图必须有特定的研究取样说明（见图 0-3）。

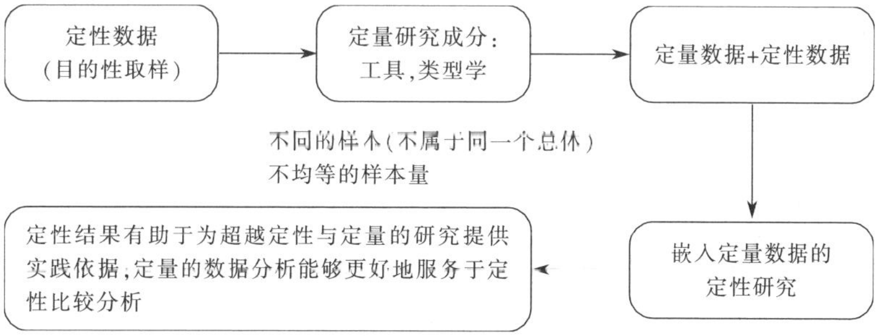

图 0-3 研究取样说明

如图 0-3 所示，本书旨在尝试通过一种新的超越定性与定量的研究方法来对影响县域医共体组织模式选择的作用机制进行深入分析。为此，研究需要形成一系列条件变量。当然，根据探索性序列设计的基本准则，由于对县域医共体差异化组织模式选择影响因素及其作用机制这一复杂问题的研究将涉及一个逐渐深入的过程，因此，研究不同阶段进程中的样本可以不同，样本量也不是均等的。诚如研究框架所呈现，第三章节探索性案例分析主要从各主要试点地区与非试点地区县域医共体的政策实践情况来对影响县域医共体组织模式选择的相关因素进行总体性解释，并没有刻画出哪些因素及其组合关系确实影响了县域医共体差异化组织模式选择；而第四章节部分将更加深入地探讨资源异质性、治理结构（外化控制与集权化）以及制度规范性效力在样本医共体组织模式选择中的组合作用关系，以此探究差异化组织模式选择的作用机制；第五章节内容则是一个历时性检验，探索县域医共体差异化组织模式选择的动态调整机制，并解析所蕴含的演进逻辑。尽管前后章节的样本并不属于同一个总体，但前后章节是一个逻辑演进的过程，可以达成本书写作的预期目的。

四、数据收集方案

在数据收集阶段，作者收集了与样本案例相关的基础数据与相关辅助材料并进行了后续跟踪调查。在调查开始前，研究者通过政策文本与新闻报道了解县域医共体建设基本概况，并利用 Python 程序语言对政策文件进行分词处理与可视化分析。在调查的整个阶段，作者深入了多个省区市的主要县域开展历时性的调查与整理分析。在实地调查阶段，作者严格遵循调查研究的基本要求与标准，在调查研究开展前、中、后三个阶段做好充分的文献准备。在调查前期，在反复修改与论证的基础上制定了本书案例研究草案、案例研究访谈提纲与 QCA 访谈提纲，并前往调查场域；在调查中期，不断扩充案例库，并在案例与理论之间反复考察与论证。由于本书涉及一个多阶段的研究，也就需要一个多阶段的调查，为此，在调查过程中必须与被访单位建立长期的联系；在调查后期，将调查所得相关资料与基础数据进行分类整理，形成最终的案例研究数据库与 QCA 分析数据库。

如表 0-1 所示，本书所获数据包括非介入性数据与介入性数据，非介入性数据主要包括依申请公开等渠道向卫生行政主管部门获得的关于病床数、医师数、医疗设备数以及分级诊疗制度建设基本数据等官方定量数据，政策文本分析所得的定量数据等；而介入性数据主要是研究者通过观察获得的访谈记录、心得体会、圆桌会议所得观点等。

表 0-1 基础数据与数据类型一览表

<table>
<tr><th colspan="3">现在的分类方法</th><th>最初的数据</th></tr>
<tr><td rowspan="8">非介入性数据</td><td rowspan="7">定量数据</td><td rowspan="4">官方数据</td><td>病床数</td></tr>
<tr><td>医师数</td></tr>
<tr><td>医疗设备数</td></tr>
<tr><td>分级诊疗制度建设基本数据</td></tr>
<tr><td rowspan="4">文本分析</td><td>政府工作报告</td></tr>
<tr><td>行动方案</td></tr>
<tr><td>经量化的政策文本</td></tr>
<tr><td>定性数据</td><td>政策文件</td></tr>
<tr><td rowspan="7">介入性数据</td><td rowspan="2">定量数据</td><td rowspan="4">结构式观察</td><td>政府财力支持</td></tr>
<tr><td>牵头医院投入建设资金</td></tr>
<tr><td rowspan="2">定性数据</td><td>政府行政控制程度</td></tr>
<tr><td>牵头医院管控程度</td></tr>
<tr><td rowspan="3">定性数据</td><td rowspan="3">参与式观察</td><td>项目性资料</td></tr>
<tr><td>访谈记录</td></tr>
<tr><td>圆桌会议内容</td></tr>
</table>

注：作者按照混合方法研究对基础数据的基本要求整理而成。

在资料获取阶段，通过对各地卫生行政主管部门的官方网站及各主要新闻网站在“县域医共体”“一体化建设”方面的文本进行广谱性抓取，本书初步形成了县域医共体政策实践与县域医共体组织模式选择的基本认识；接着，研究团队深入各主要试点地区与非试点地区进行深度调查，获取了相关地区县域医共体建设工作报告等关键文本；此外，作者依申请公开获得了样本县域政策文本等基础资料，并在一些地区开展深度调查。具体而言，数据收集的途径包括两个方面：第一，所有县域医共体政策实践的政策文件、工作文件和政府工作报告均进行了检索与评估。具体而言，在政策文件收集阶段发现，许多县域选择了“依申请公开”本区域县域医共体建设政策文本，为此，作者通过“依申请公开”等途径尽可能广泛地搜集县域医共体建设的政策文本，从而形成了政策文本数据库。在识别县域医共体政策实践进程中差异化组织模式选择的影响因素时，实地调研在半结构化访谈提纲指导下开展。我们通过深入实地进行调查取证，并使用“三角论证法”来验证所收集的基础数据。在工作文件和政府工作报告收集阶段，作者通过与各主要县域医疗卫生行政主管部门的工作人员建立长期信任关系，依照政策公开等途径了解医共体建设进程。总之，通过政策文本分析与深度访谈，本书对中国县域医共体政策实践进程建立了较为全面的认识，并进行了较为深入的比较分析，这些经验层面的探索有助于本书理论命题的提出。第二，对 10 个县域医共体在半结构化访谈和观察的基础上进行了研究。在透明中国政府建设条件下，各级地方政府建立了信息公开制度，我们借此机会采访并调查了卫生行政主管部门当局的行政人员，卫生服务提供的负责人以及参与县域医共体政策实践进程的社会行动者。在具体调查进程中，我们根据必要性和可用性原则选择受访者。本研究主要针对县域医疗卫生服务主体及其与政府、社会组织的关系问题，这些问题比较复杂。访谈提纲主要涉及有关政府在建设县域医共体时所实施的外部控制，组织内部的集权化程度、责任分工以及分级诊疗制度建设情况等。在调查过程中，研究者根据可能出现的情况发现预期之外的研究问题，从而实现了理论与社会实践之间的反复与迭代。这些数据的收集与整理为实证分析的顺利开展提供了基础性保障。这样，本书将保证所收集数据能够真实地反映压力型体制环境下我国县域医共体差异化组织模式选择的组态作用路径。

随后，根据研究案例库与数据库中访谈大纲的主题，分类整理与分析从新闻报道、政策文件、工作报告、政府文件和实地研究中收集的每个县域医共体的基础数据。在政策文本分析阶段，作者还利用 Python 程序中 jieba 库所提供的中文分词功能与 wordcloud 库的可视化处理功能进行文本分析，这些经处理的数据也进一步保存在研究数据库中，并作为后续分析与研究的基础数据。为了进行历时性分析，我们开展了一项嵌入定量数据的定性分析，以期进一步发现县域医共体组织模式选择的作用机制，据此揭示县域医共体组织模式选择的动态调整逻辑。

五、技术路线

遵循研究基本思路，作者制定了研究技术路线图（见图0-4），即“分析现实问题和理论研究方面的不足—提出研究问题—文献综述和理论考察—选择主要试点地区与非试点地区的政策文件进行文本分析与政策评论—选择实践案例开展探索性案例研究—选择具体的样本医共体进行定性比较分析—相

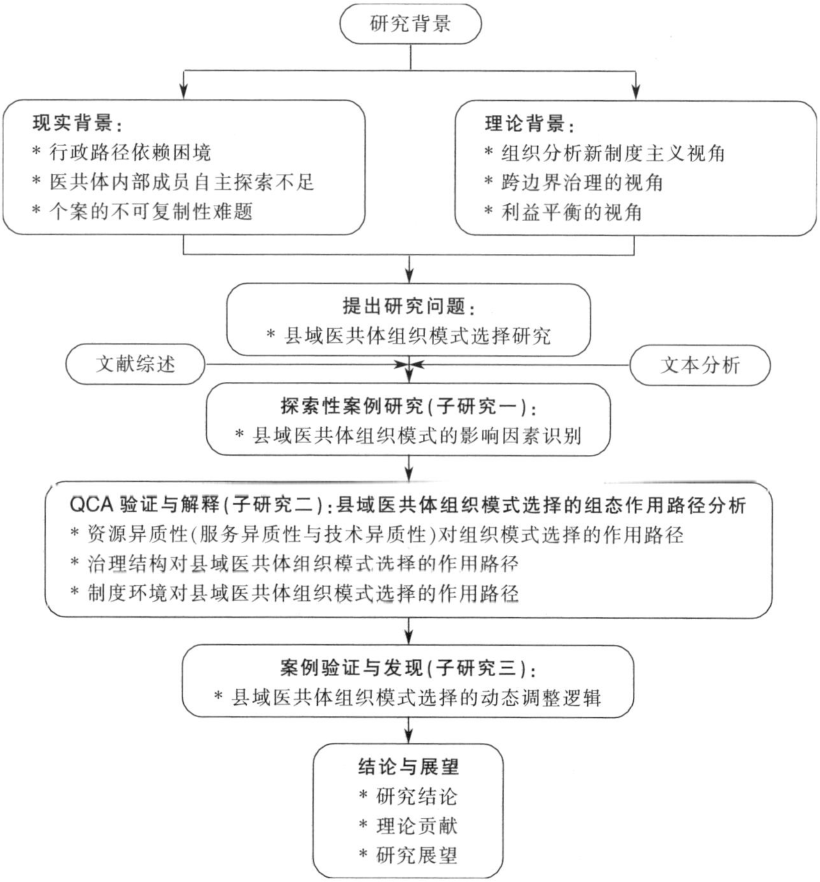

图0-4 研究技术路线图

对长时段的动态验证—形成研究结论—总结研究的局限及对未来研究提出展望—为县域医疗卫生服务整合及县域医共体组织模式选择提供理论见解与政策建议”。

六、创新点

（一）研究视角创新

结合国内主要试点县域与非试点县域的调查研究，对中国县域医共体政策实践进行总结，在理论研究与实证探索的基础上总结了中国治理场景下县域医共体的现有组织模式选择的影响因素，并在制度理论、资源依赖理论、结构权变理论以及“策略—结构—绩效”关系模型的指导下构建起涵盖资源异质性、治理结构与制度环境的三层次分析框架，为县域医共体组织模式选择提供了相对完整的分析框架，扩展了“整合医疗”及县域医疗卫生服务整合研究的新边界。

（二）研究内容创新

作者紧紧围绕“县域医共体组织模式选择”这一核心主题展开研究，以压力型体制环境下各主要试点地区与非试点地区县域医共体组建的资源条件、治理结构与制度环境状态来检验县域医疗卫生服务主体间资源异质性、治理结构、制度要素与县域医共体组织模式选择的内在关系与作用机制，较为科学、系统地建构了资源异质性、治理结构、制度环境与县域医共体选择的关系模型，并提出核心命题。

（三）研究方法创新

作者从县域医共体组织模式选择的影响因素及其作用机制这一复杂问题出发，采用混合研究方法展开科学的理论探索与调查研究。具体来说，首先对政策文本进行编码分析，初步认识县域医共体政策实践现状。接着，在探索性案例研究的基础上识别关键影响因素，以定性比较分析法解释县域医共体组织模式选择与资源异质性、治理结构及制度环境之间的相互作用关系。最后，以一项嵌入定量数据的案例分析对相关结论开展进一步历时性检验，发现县域医共体组织模式选择的动态调整机制与未来行动逻辑。

第一章　基础概念和理论考察

本章节从学理上界定县域医共体概念与模式类别，并从资源依赖理论、结构权变理论以及制度理论出发，考察资源异质性、治理结构（政府外化控制状态与县域医共体内部的集权化程度）、制度环境等约束条件与县域医共体组织模式选择的理论作用关系，对县域医共体政策实践进程中的组织模式选择问题形成一个较为系统的理论认识。

第一节　县域医共体概念界定与模式类别

一、县域医共体概念界定与科学内涵

在分级诊疗制度建设与医疗联合体政策支持下，县域医共体是以“县级医院”为牵头单位的县乡村三级医疗卫生服务机构间分工合作的组织模式，是中国县域医疗服务组织模式变革的分析单位。国内学界关于县域医共体的概念界定较为宽泛，对县域医共体的解读则更多地体现了政策的导向性[①]。从组织的视角来看，县域医共体以县域医共体办公室或其他组织联系县乡村三级医疗卫生服务主体，构成了“纵向合作、横向互补与竞争”的县域医疗

① 任勇，朱丽：《整体性动态治理视角下的县域医共体建设——以Z县为研究对象》，《国家现代化建设研究》2022年第5期。

卫生服务网络。这是一种新的组织形态，建构了具有中国特色的县域医疗服务组织场域。

中国县域医共体政策实践先行，"共同体"理念准备相对不足。学界对于"共同体"的研究，最早可追溯到德国社会学家滕尼斯和马克思的共同体思想。滕尼斯认为共同体应该被理解为一种生机勃勃的有机体，血缘共同体、地缘共同体和宗教共同体是共同体的基本形式[①]。马克思在强调人的本质是一切社会关系的总和的同时，也强调人的本质是人的真正的共同体[②]。马克思认为人的共同体是满足人的自我实现和自我发展的存在方式，应该通过利益（社会的手段）而非强制（政治的手段）联合起来，为我们在县域医疗卫生领域建设利益共同体、责任共同体提供了思想指引。然而，现代社会组织的主要特征是劳动的分工与专业化，要在社会分工的背景下寻求上下级医疗卫生服务主体间的合作必然是一件耗时、耗力的事情。以吉登斯为代表的功能主义理论者认为，共享价值需求导向合作；而在竞争主义理论者看来，则是压迫与操纵达成合作。沿着早期学者关于共同体的理论探索，国内有学者提出了"合作共同体"的理念，并认为差异将成为合作的动力而不是阻力，合作共同体将实现对人的差异的普遍承认和包容；同时，合作共同体中的治理逻辑将以"服务"导向取代"控制"导向的原则，用"合作"的和谐观取代"控制"的同一性追求，用合作体系的总体性取代控制体系的整体性[③]；也有学者提出了社会治理共同体的理念，认为社会治理共同体指的是政府、社会组织、公众等基于互动协商、权责对等的原则，基于解决社会问题、回应治理需求的共同目标，自觉形成的相互关联、相互促进且关系稳定的群体[④]。

基于对共同体理念的回溯与共同体实践的考察，本书认为真正意义上的县域医共体是在普遍承认与包容县乡医疗卫生组织间差异性基础上寻求利益

① ［德］斐迪南·滕尼斯：《共同体与社会》，林荣远，译，商务印书馆1999年版，第54页。

② 《马克思恩格斯选集》第一卷，人民出版社1995年版，第24页。

③ 张康之，张乾友：《共同体的进化》，中国社会科学出版社2012年版，第225页。

④ 郁建兴：《社会治理共同体及其建设路径》，《公共管理评论》2019年第3期。

关系协调、责任共担的联合类组织形态。准确把握县域医共体的科学内涵必须认识到以下四点内容。首先，共同体是一个承认差异基础上的具有包容性意义的概念。根据分级诊疗的基本构想——基层首诊、上下转诊、急慢分治、上下联动，基层医疗卫生机构与县级医院之间既存在竞争关系也有着合作需要，建设县域医共体是医疗卫生服务主体间在分工基础上寻求合作的行为过程。这就是说，需要建立适宜的治理机制来治理成员单位及其组成的共同体的内部事务。其次，县域医共体的建立初衷是为了解决基层人民群众日益增长的医疗卫生服务需求与不平衡不充分的医疗卫生服务供给之间的矛盾，而这并不是医共体内部各服务主体必然的一致性目标与行动。根据西蒙对共同体行动的解释，权威的本质性功能是确保一个联合起来的群体的联合行动。只要一个共同体的福祉需要一种共同体行动，那么此类共同行动的统一性就必须通过该共同体的一些更高级的机构来加以保障①。按照这一研究逻辑，为了达成县域医共体行动的统一性，需要利用外在的权威控制机构来加以规范。再者，县域医共体建设的初衷与“医卫联合、预防为主”的公共卫生体制改革的目标高度契合。政府主导建设的紧密型县域医共体或基层医疗卫生机构自发组建的松散型县域医共体，均须注重“预防为主、医防协同”的发展目标。最后，建设县域医共体还要应对突发公共卫生事件的考验，确保在控制健康风险的同时保障正常医疗卫生服务供给与社会发展。

二、县域医共体模式类别

从理论层面而言，网络组织结构包括：参与式治理结构、管理型治理结构以及控制型治理结构②；而纵向联合体则涵盖以业务合作为基础的联合、以关系为基础的联合和以产权为基础的联合。在中国分级诊疗制度建设与县域医共体政策推行进程中，县乡医疗卫生服务主体保持原有的产权结构不

① ［法］耶夫·西蒙：《权威的性质与功能》，吴彦，译，商务印书馆2015年版，第5页。

② Provan K G, Kenis P. “Modes of Network Governance: Structure, Management, and Effectiveness.” *Journal of Public Administration Research and Theory*, Vol. 18, No. 2, June 2007, pp. 229-252.

变，在保持独立法人地位的基础上差异化探索服务整合，其组织模式不包括以产权为基础的联合体。此外，尽管虚拟整合成为农村医疗卫生纵向整合的显性形式，但是，诚如简·E·芳汀教授在《构建虚拟政府：信息技术与制度创新》一书中所言，现代信息技术不能触动那些更深层面的结构[①]。更何况，按照契约理论的基本逻辑，以技术为纽带的整合既不影响共同体内部成员的资产所有权，也不影响剩余控制权，实际上并未从组织深层探索成员间的合作关系[②]。也就是说，唯有将现代信息技术与现有县域医疗卫生组织结构、制度安排相结合，方能达成真正的整合。故，本书亦不单独讨论“虚拟整合”这一形式安排。参见联合类组织的分类标准并结合分级诊疗制度建设与中国县域医共体的实践进程，本书根据县域医疗卫生服务主体纵向联合过程是否涉及人财物等关键资源的共同配置问题，将县域医共体的组织模式进一步划分为一体化、管理型与契约式三类。

表 1-1　县域医共体组织模式类别及解释说明

	类型	表现形式	说明
根据纵向联合过程是否涉及人财物等关键资源的共同配置问题划分	一体化	以医保基金[③]为利益纽带的县域医共体建设	县级医疗机构对乡镇医疗卫生服务机构实现一体化管理
	管理型	以理事会（或其他管理机构）联系县乡村医疗卫生机构的合作共同体	成立理事会等专职管理机构，由理事会对人财物等有限统一管理
	契约式	县乡村医疗卫生服务组织间以业务为中心建立起来的契约关系	签订协议（有期限），以协议方式完成合作共同体任务

注：作者结合《紧密型县域医疗卫生共同体建设评判标准和监测指标体系（试行）》，根据相关文献整理而成。

---

① ［美］简·E·芳汀：《构建虚拟政府：信息技术与制度创新》，邵国松，译，中国人民大学出版社 2010 年版，第 166 页。

② 韩优莉，常文虎：《区域医疗服务体系纵向整合效应研究——不完全契约理论模型及应用》，《中国行政管理》2017 年第 11 期。

③ 2016 年，《国务院关于整合城乡居民基本医疗保险制度的意见》指出将“新农合”和“城镇居民医保”整合成为城乡居民基本医疗保险，但在本研究开展时，各地整合进度有差异，有些县域将新农合基金“打包”使用，有些县域则探索将城乡居民医保基金“打包”使用。为了研究需要，本研究选择使用“医保基金”这一说法。

如表1-1所示，本书认为将县域医共体组织模式划分为“一体化”“管理型”与“契约式”三类，具有学理可依据性与实践可行性。

其一，以医保基金为利益纽带的一体化组织模式。在中国现行医药卫生体制下，以医保基金为利益纽带的县域医共体建设能够实现对医保基金这一最为关键的资源的共同配置，将有助于达成更为紧密的合作关系。将该合作模式定义为一体化组织模式将从学理上区别于政策实践中所宣称的一体化改革样式。以TC市（县级市）为例，通过建立“总额预付，结余留用，合理超支分担”机制，在预留一定风险金的条件下，将医保基金包干给医共体，把医保基金从“医院收入”变成了“医院成本”，从而倒逼医疗机构主动控费、节约医保资金。TC市将医保基金按照当年筹资标准的10%补足当年应存的风险金，剩余资金按比例预算给医共体包干，超支不补，结余按照6：3：1比例在县乡村之间进行分配。可以看到，TC市以医保基金为利益纽带的组织模式选择更多地涉及对县域共同体成员单位剩余资金的分配，是以利益共享达成更加紧密的县域医共体政策实践。

其二，以人财物的有限统一管理为特征的管理型组织模式。在压力型体制下，部分县域作为县级综合医院改革试点县，在县委、县政府的领导下，县卫生行政主管部门转变职能，引导县级医院采取“收编”“全托管”或“成立分院”的方式，由县级医院对乡镇卫生院的人事、财务和业务进行一体化管理，推进县乡村医疗卫生组织一体化建设。以XW县为例，XW县通过在县直医院设置“基层分院管理办公室”和“基层分院财务和药品管理中心”，探索以合并等整合形式实现集团内管理权的统一，并通过双向转诊提升县级医院的业务量，进而调动县级医院参与县域医共体建设的积极性。在管理型组织模式中，其他管理机构包括一体化管理办公室、内部医管会等专职管理机构，这些管理机构能够在人财物层面实现牵头组织对成员组织的有限统一管理。因此，以理事会（或其他管理机构）联系县乡村医疗卫生机构的合作共同体列入管理型组织模式。在这里需要指出的是，尽管管理型组织模式涉及人财物的统一管理，但仍是有限的统一管理，未涉及医保基金这一关键资源。

其三，以业务为联结的契约式组织模式。该组织模式以“订立协议”的形式组建县域医共体，从而对县乡村的分级诊疗事务进行相对专业化的管理。这种模式是分级诊疗制度环境下县域范围内医疗卫生服务机构间自行探索联合的组织方式，也是改革初期较为普遍的组织模式。众所周知，制度环境变迁与医药卫生体制改革将是一个渐进的过程，在相关制度建设不甚完备的情境下，难以实现人财物的统一管理。因此，对于大多数县域而言，建立以业务为联结的契约式组织模式，组织“牵头医院”对“乡镇卫生院”进行业务指导，成为现阶段许多县域自主探索提升基层医疗卫生服务能力的重要现实路径选择。

第二节　理论考察

一、资源依赖理论的相关研究

（一）资源依赖理论与资源异质性的提出

普费弗和萨兰西克是资源依赖理论的集大成者，他们认为资源依赖理论基于4点基本假设：（1）组织最关心的是生存；（2）为了生存，组织需要资源；（3）组织通常不能生产这些资源；（4）组织必须与其所依赖的环境进行互动，从而产生对其他组织的依赖关系。[①] 而控制依赖关系的方式主要包括横向或纵向一体化、参加合资企业或其他组织间合作形式、任命或调整董事会、采取政治行动、行政继任等，以此减少对外部环境的依赖。[②] 资源依赖理论强调组织权力，把组织视为一个政治行动者，认为组织的策略无不与组

---

① 马迎贤：《资源依赖理论的发展和贡献评析》，《甘肃社会科学》2005年第1期。

② Hillman Amy J，Michael C Withers，Brian J. “Resource Dependence Theory：A Review.” *Journal of Management*，Vol. 35，No. 6，September2009，pp. 1404-1427.

织试图获取资源、控制其他组织的权力行为有关。根据资源依赖理论的观点，医疗卫生机构的人财物及技术等资源对医疗卫生管理方式与手段起着重要作用①；同时，医疗卫生服务主体也会同它所处环境内控制着这些资源的其他组织化的实体之间进行互动，从而形成组织对资源的依赖性。对于县域医疗卫生服务主体而言，在医疗卫生服务整合进程中起关键作用的资源不仅包括与医疗卫生服务主体产生持续性互动的制度资源、政策资源以及组织资源，还包括医疗卫生服务主体所拥有的服务资源与技术资源等。本书认为，可以从制度资源、政策资源、组织资源、服务资源以及技术资源五个方面进行综合分析。具体分析维度及解释说明见表1-2。

表1-2　资源条件分析维度及解释说明

维度	说明	指标选取
制度资源	主要包括制度建设、信息技术资源	县域医共体政策实践的指导意见、实施方案及相关配套文件
政策资源	主要指政策倾斜等方面的资源	人事、财政与信息技术建设政策支持力度
组织资源	主要指县域医共体在协调管理活动中的资源	卫生行政管理人才、经验与互相学习的途径等
服务资源	主要包括治疗服务与康复保健服务	病床数、医师数（主任医师、副主任医师与全科医生数）
技术资源	主要指医技异质性，主要包括，医学检验、医学影像、病理、药剂和输血	电脑断层扫描、核磁共振、化验设备等

资料来源：作者根据相关文本整理而成。

根据分级诊疗制度建设的功能定位，县乡村三个行政层级的医疗卫生服务主体在制度、政策、组织、服务与技术资源等方面差异明显，下一级的医疗卫生机构为了自身发展的需要自愿让渡部分自主权，或应地方政府的要求

① Jamal A, Mckenzie K, Clark M. "The Impact of Health Information Technology on The Quality of Medical and Health Care: A Systematic Review." *Health Information Management Journal*, Vol. 38, No. 3, October 2009, pp. 26-37.

加入由上级医院牵头的整合型医疗卫生服务体系，形成紧密程度不一的组织模式[①]。不可否认，组织与其他组织之间的结构关系在一定程度上由其所掌控的资源条件所决定。更为准确地说，资源条件对县域医共体组织模式选择的影响是资源异质性作用的结果。目前，不同行政区域、不同行政层级对医疗卫生服务机构的支持力度各异，县域医疗卫生组织成员间在人财物及技术等方面的资源条件存在较大的差异。基于对纵向联合类组织的基本考察，资源异质性在本书中的基本内涵是指，两个或多个成员组织基于差异化资源条件进行重组，成员间基于差异化的认知、运作逻辑发生持续性互动，形成具备差异化与多样化的资源禀赋。

（二）资源异质性与县域医共体组织模式选择

从资源依赖理论的视角理解县域医疗卫生服务主体之间的纵向整合，是为了获得异质性的知识、技术和关系资源。诚如肯特和诺特所言，拥有异质资源的组织，通过资源再整合、再交换与再组合，可以促进组织创新[②③]。在本书中，这种组织创新将特指县域医共体这一纵向联合类组织形态之生成。那么，县域医共体成员间资源异质性是否关系县域医共体差异化组织模式选择？目前，大量研究着墨于医联体联动模式、县域医共体服务模式与分级诊疗效益关系研究，鲜有研究关注资源异质性、整合医疗与医疗服务联合体模式选择之间的内在联系。本章节将从理论层面关照资源异质性与县域医共体差异化组织模式选择的作用关系，并认为县域医共体成员组织间的资源异质性影响县域医共体组织模式选择。具体而言，组织成员间资源异质性越大，核心组织与其他成员组织之间越倾向于选择一体化的组

---

① 郭冰清，王虎峰：《基于资源依赖理论的医疗联合体组建动因与模式选择》，《中国医院管理》2019年第8期。

② Kanter R M. "When A Thousand Flowers Bloom: Structural, Collective, and Social Conditions for Innovation in Organizations." *Knowledge Management and Organisational Design*, 1996, pp. 93-131.

③ Knott A M. "Persistent Heterogeneity and Sustainable Innovation." *Strategic Management Journal*, Vol. 24, No. 8, August 2003, pp. 687-705.

织模式；相反，成员组织间相似度越高，则越倾向选择弹性、松散的契约式组织模式。

二、治理结构的相关理论研究

治理结构是对现代组织发展进程中委托人与代理人之间契约关系所做出的制度安排①；同时，治理结构逐渐发展为用以协调现代组织所有权益主体之间制衡关系的体系。随着知识经济时代的到来和合作竞争的兴起，“合作”成为组织关注的新主题，对合作类组织治理结构的研究也逐渐发展出多维视角。众所周知，在全球卫生与健康方针指引下，各主要国家积极探索适宜本地区的治理结构，从而理顺政府与医疗卫生服务主体间关系。以新加坡公立医院治理结构的演变为例，自 1985 年起，新加坡推行以“所有权与经营权分离”为中心的公立医院重组，一定程度上解决了医院服务质量与服务效率低下等问题，但卫生行政主管部门对各医院董事会的直接管理架空了控股公司的管制权，各医疗主体间的不良竞争产生了资源重复布局等问题；继而，新加坡探索组建了两大医疗集团与卫生行政主管部门控股公司，欲以集团内的合作破解无序竞争，但此治理结构运行后不仅出现了组群间的竞争，也难以满足连续性服务需求；2008 年以后，新加坡成立了多个区域性医疗集团，由卫生行政主管部门控股公司直接管理，从而理顺卫生行政主管部门与控股公司、医院董事会与医院管理层之间的主体关系②。观察新加坡公立医院在治理结构层面的变革进程可见，一定时期需要适配一定的治理结构。

（一）“场域”视角下的治理结构研究

“场域”理论是布迪厄在元社会学视野下关于社会理论构架的核心理论，“场域”理论认为，整个宏观社会是由各种客观关系的网络（具有相对自主性、必然性及自身逻辑的客观关系的空间）构成的，“场域”则是指在各种

---

① 林志扬：《从治理结构与组织结构互动的角度看企业的组织变革》，《中国工业经济》2003 年第 2 期。

② 梁友铭：《治理结构求变》，《中国医院院长》2013 年第 12 期。

位置中客观存在的一个网络或一个构型。[①②] 根据“场域”理论关于“资本”与“权力”的核心概念，在县域医共体政策实践进程中，可以从内、外部协调发展的结构关系来对治理结构的优化提供分析视角。在西方市场条件下，关于联合类组织的相关研究侧重于网络型组织形态的内部治理结构分析，并认为其治理结构主要包括：参与式治理结构、管理型治理结构以及控制型治理结构[③]；与之相异，在我国压力型体制环境下，对县域医共体政策实践进程中治理结构的分析不仅包括在县域医共体内部探索建立现代法人治理结构，厘清县域医疗卫生服务主体间的权力平衡体系，还要从外部治理结构层面推动政府放权，赋予县域医共体理事会在人事任免、资金分配、物资采购等方面的自主权，探索县域医共体与政府（主要指卫生行政主管部门）间的权力制衡关系，更要审视县域医共体作为一个整体在分级诊疗制度建设进程中的运行状态及正式化程度。如图 1-1 所示，要明晰压力型卫生体制环境下县域医共体治理结构对县域医共体组织模式选择的作用机理，可以从外化控制状态、集权化与正式化程度来进行解读。当然，外化控制、集权化和正式化三个维度的作用力有待经验层面的考察与分析。

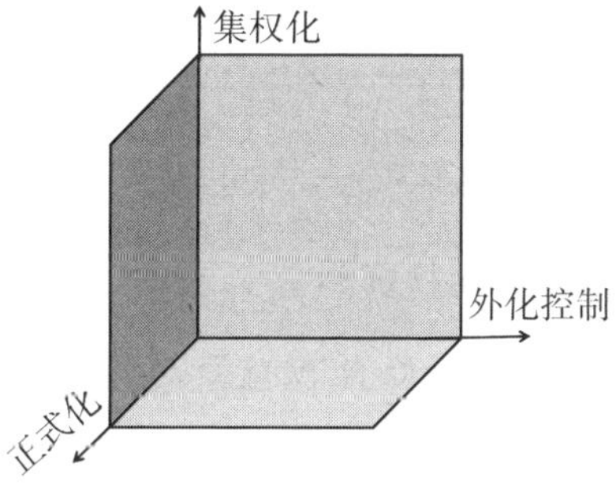

图 1-1 治理结构分析维度

① ［法］皮埃尔·布迪厄，［美］华康德：《实践与反思——反思社会学导引》，李猛，李康，译，中央编译出版社 1998 年版，第 133—136 页。

② 刘恩允，周川：《场域理论视角下我国大学院系治理结构优化研究》，《江苏高教》2019 年第 2 期。

③ Provan K G，Kenis P. “Modes of Network Governance：Structure，Management，and Effectiveness.” *Journal of Public Administration Research and Theory*，Vol. 18，No. 2，June 2007，pp. 229-252.

(二) 治理结构与县域医共体模式选择

关于治理结构与组织模式选择关系的研究同样基于企业管理的相关文献。从制造业企业对外包的依赖程度差异来看，股权结构差异引起高管风险偏好差异，进而决定企业采取纵向一体化或外包模式[①]。在公共物品供给领域，这种相互依赖关系不仅表现在组织内部成员之间，也表现在政府与公共组织之间。一般而言，政府放权存在双面效应，有可能为县域医共体自主探索整合策略腾出更多的选择空间，也有可能诱致更加碎片化的医疗卫生服务供给体系建设。

根据上文的分析，在特定组织“场域”中的外部权力结构关系与内部结构设计将形塑县域医共体模式选择的基本逻辑。近年来，针对整合型医疗卫生组织与治理结构关系的研究层出不穷，[②] 关于治理结构对县域医共体组织模式选择的影响的研究也应从以下两个层面出发。其一，治理结构的相关特征对不同组织模式产生差异化影响。根据行动者中心的制度主义分析框架，县域医共体的组建进程涉及县卫生行政主管部门及其他相关政府部门（例如，县财政局和县人事局）、县级医院、乡镇卫生院、村医、村委会等多元主体。在健康网络共建、健康效益共享的治理逻辑下，政府、社会与县域医疗卫生服务主体所构成的外部治理结构不仅影响着县域医共体建设的目标指向，还影响着内部治理结构的具体设计。此外，现有研究证实，尽管不存在一个最佳的内部治理结构，但是联合类组织治理的相关特征（包括组织成立年限、系统环境的稳定性以及整合集中度与灵活度等要素）显著影响着治理效果的高低，[③] 并对不同组织模式产生差异化影响。这就是说，联合类组织

---

① 龚晓瑾：《日美股权结构模式与企业组织模式的选择研究》，《经济学家》2009 年第 2 期。

② Annick W, Paul G. “Do Governance Choices Matter in Health Care Networks?: An Exploratory Configuration Study of Health Care Networks.” *BMC Health Services Research*, Vol. 13, No. 1, June 2013, P. 229.

③ Raab J, Mannak R S, Cambré B. “Combining Structure, Governance, and Context: a Configurational Approach to Network Effectiveness.” *Journal of Public Administration Research & Theory*, Vol. 25, No. 2, April 2015, pp. 479-511.

在治理结构方面的相关特征，包括：政府角色、组织成立年限、外部环境的稳定性以及分权化与正式化程度等要素影响着组织效益的高低，并作用于组织策略选择。上述相关特征与组织模式间必然存在着一定的适配关系，有必要在中国治理场景下进行更加细致的分析与探讨。其二，治理结构与资源异质性共同作用于县域医共体组织模式选择。诚如上文所言，资源异质性对县域医共体组织模式选择起着基础性作用，而资源异质性又必然受到治理结构的影响。因此，我们认为资源异质性的基础性作用在治理结构（外部结构安排与内部结构设计）的调控下影响着县域医共体组织模式选择。

三、制度环境理论的相关研究

（一）组织分析视角下的制度环境研究

20 世纪 70 年代以来，新制度主义逐步发展成为组织理论中重要的理论范式之一，在社会科学领域问题研究中表现出强有力的解释力。随着组织合作、跨边界治理理念的兴起，新制度主义逐步融合系统论、组织社会学的相关理念，提升了新制度主义对于组织理论的解释力；与此同时，组织分析新制度主义由关注组织的“趋同”发展至“趋同化与多样化”并重，并强调组织内生性因素与外部环境因素对组织变革的共同影响，提升了理论的包容性。相对于国际学界来说，中国学界对新制度主义理论的发展路径进行了反思。目前，国内组织分析新制度主义研究发现，组织变化的制度性压力不仅导致了组织的“同构式变迁”，也造成了“制度化组织的结构不一致性”[①]。通过以上分析可见，新制度主义延续与拓展了传统制度理论的相关论点，在观察与理解社会科学问题方面表现出强有力的解释力。按照新制度主义的观点，制度环境不仅为组织行为提供选择的脉络，并在与组织的持续互动中影响着组织模式变革进程。沿着新制度主义的解释框架，制度环境对组织行为的影响可以从“制度结构”与“制度过程”两个层面来解释；在压

① 王飞：《从效率到合法性——临时组织结构变迁的内在机制》，《公共行政评论》2011 年第 4 期。

力型体制环境下，要对影响县域医共体组织模式选择的制度环境进行分析，需要对制度结构要素与制度过程要素进行综合分析。从制度结构层面而言，制度环境的规制性要素、规范性要素和文化-认知性要素影响着中国县域医疗卫生服务整合进程；而从制度过程层面而言，制度环境通过与医疗卫生组织之间的持续的互动与相互依赖关系来构成医疗卫生组织行为的内生性影响要素。

（二）制度环境与县域医共体模式选择的关系

目前，学者多从外生性条件或内生性作用对医院管理体制变革与医疗卫生服务供给侧改革进行制度分析。其中，管仲军等在制度分析框架下分析了制度环境对医疗卫生服务供给侧改革的结构性影响，认为制度设计的核心要素及要素间关系是我国医疗服务“行政化—市场化—社会化—公共化”制度变迁路径的重要推动力①；胡重明则侧重于考察制度环境对医院管理体制变革进程中组织行动、组织间互动与相互依赖关系的过程性作用。② 具体而言，从查阅到的关于制度环境与医疗卫生组织模式选择的研究文献来看，制度建设情况与医疗服务组织模式选择关系的研究视角经历了从“制度结构”向“制度过程”的变化。③ 从制度结构的视角来看，相关研究主要着墨于制度设计何以达成预期的组织产出，并将制度看成组织模式选择的外生性影响因素。大量学者通过援引西方主流的理论工具来解释新公共管理改革实践背景下中国医疗卫生服务市场化改革的经验与不足。其中，顾昕以公立医院改革进程中长期存在的供需结构性失衡局面来刻画医疗卫生服务行政型市场化的制度格局。④ 从制度过程的视角来看，学界更多地将制度视为组织变迁与组织模式选择的内生性因素，更多地关注组织成员所具备的服务、技术等资

① 管仲军，陈昕，叶小琴：《我国医疗服务供给制度变迁与内在逻辑探析》，《中国行政管理》2017年第7期。

② 胡重明：《行动者、资源依赖与制度变迁——基于H医院管理体制变革案例的研究》，博士学位论文，复旦大学，2014年，第119页。

③ 胡重明：《制度变迁与医疗服务组织：一个研究述评》，《行政论坛》2015年第4期。

④ 顾昕：《行政型市场化与中国公立医院的改革》，《公共行政评论》2011年第3期。

源禀赋对不同行动者产生过程性作用，并关注组织成员之间的长期互动和依赖关系，从组织场域层面来把握制度要素对医疗卫生服务组织变革的深层次影响。[①②]

近年来，越来越多学者开始探索从制度的多重逻辑和基层医疗卫生组织的实践逻辑来分析基本公共卫生服务制度执行偏差，并发现了基本公共卫生服务绩效考核制度不完善、任务指标设定过于笼统等制度缺陷问题，这是对制度要素的结构性影响与制度环境和行动主体间互动的过程性作用的及时回应。诚然，中国县域医共体多是地方政府主导建设的县乡村三级医疗卫生服务机构间分工合作的组织模式；同时，建设与发展县域医共体是分级诊疗制度环境下满足日益多元健康需求的共同体组织过程。在分级诊疗制度建设与县域医共体政策实践进程中，制度环境（包括制度资源、政策资源以及组织资源等要素）不仅是县域医共体政策实践的外生性影响因素，也在与县域医共体的互动进程中构成了县域医共体政策实践的内生性资源要素。为此，对制度环境作用的研究不仅应该透视制度环境要素的结构性作用，还要研究制度环境与治理结构、资源条件之间的相互作用关系，以及制度环境的过程性作用。

（三）制度环境与治理结构、资源条件的关系

依据结构权变理论的相关论点，治理结构必然嵌入在一定的制度环境中，并与一定制度环境之间存在着特定的适配关系。应制度环境需要而生成的治理结构在组织合作进程中助益于战略共识的达成与治理效果的提升。依据资源依赖理论的相关观点，制度环境也通过其所建构的权力结构关系影响着县域医共体组织成员的资源占有情况，县域内医疗卫生服务主体间在服务资源、技术资源以及制度、政策与组织方面的资源依赖关系产生了其他组织对特定组织的外部控制，并影响了组织内部的结构安排。而制度环境的变迁

① 李霞：《公立医院改革的制度变迁分析与对策》，《人民论坛》2010年第11期。

② 张圣捷等：《行动者中心制度主义视角下县域医疗卫生服务整合路径》，《中国卫生政策研究》2021年第2期。

是一个渐进的过程，调整与变革现行治理结构也存在一定的滞后性，这就必然影响到各医疗卫生服务主体的资源条件与医疗卫生服务主体间的相互依赖关系，进而影响到组织成员间资源异质性程度。也就是说，资源条件、结构特征与制度条件之间并不是单线条地作用于县域医共体政策实践进程及县域医共体组织模式选择。据此，本书认为欲探究县域医共体这一纵向联合类组织形态的生成逻辑，还须在一定的制度环境下考察纵向联合类组织形态的治理结构与资源异质性状况，并厘清治理结构与资源异质性、制度环境之间的相互作用关系。

具体而言，从新制度主义视角而言，制度与组织之间的相互作用，塑造着组织所采取的行为方式。尽管不同流派关于“制度决定个体行为的能力更多些还是个体对制度执行和选择影响更多些”的论述有明显差异，但可确信的是，制度行动者受原有制度惯性和配套政策的多重制约。在既定制度条件下，行为选择可能偏离区域纵向医联体建设及县域医共体政策设计要求。为此，在中国行政型市场化制度环境下探索“整合医疗”必须考量压力型卫生制度环境的建构性作用。与此同时，在中国农村推行整合型医疗卫生网络还须考虑行政动力与政策效力的影响[①]，多元化制度行动者所建构的权力结构关系也将是本书关注的问题。从资源依赖理论的视角来说，不同地区县乡村医疗卫生服务组织成员间资源占有差异性明显，必须基于差异化资源条件考察县域医共体差异化组织模式选择的作用机制，并探索为不同组织模式建立适配的利益平衡机制。为此，对县域医共体组织模式选择的研究应遵循动态与多元的考察逻辑。

---

① 魏来：《连续—碎片—整合——我国农村三级医疗卫生网络服务提供模式的历史演变及启示》，《中国卫生政策研究》2014年第12期。

第二章　县域医共体政策实践的政策文本分析

在本章节，作者首先呈现了中国县域医共体政策实践的阶段进程，以此透视了中国医药卫生体制改革的基本思路——中央政府鼓励与支持地方开展政策实验，在总结各地经验的基础上进一步推介可复制的“实验方案”，推进各地县域医共体政策进程。作者还以政策文本的效力分析、主题分析和政策类别分析进一步呈现了各地推进县域医共体政策实践的差异化“政治势能”，透视了卫生健康领域存在的政府职能部门间、上下层级间的互动关系，并在制度要素结构分析中呈现了压力型体制下各地在“先行试点”“推广建设”阶段探索推进县域医共体政策实践的“行政主导”特征，初步发现了县域医共体组织模式选择的制度成因。基于本章节的分析，作者揭示了大国治理场景下各地基于本地实际情况探索县域医共体组织模式选择及推进县域医共体政策实践的现实图景。

第一节　县域医共体政策实践的阶段进程

在压力型体制环境下，以国家层面出台的系列政策文件（见表 2-1）为依据，中国县域医共体的政策实践历经了“先行试点”“推广建设”“全面推开”三个发展阶段，推动基层医疗卫生服务体系改革不断深化，推进“将健康融入所有政策”治理思路在县域落地。

一、先行试点阶段

2009年，《中共中央、国务院关于深化医药卫生体制改革的意见》出台，阐述了“医疗卫生服务整合”的理念，指出各地医药卫生体制改革要“先行试点、逐步推开”，将“健全基层医疗卫生服务体系”列为五项重点改革任务之一，并明确要进一步健全以县级医院为龙头、乡镇卫生院和村卫生室为基础的农村医疗卫生服务网络。为了进一步推进五项重点改革任务，国务院进一步出台《医药卫生体制改革近期重点实施方案（2009—2011年）》，以基层医疗卫生机构建设和基层医疗卫生队伍建设为主要任务，推进基层医疗卫生服务体系建设。然而，很长一段时间内中央与地方事权内容划定不清、事权与财权不匹配，[①] 基层医疗卫生服务体系建设也面临着事权与财权不匹配等问题。2013年，党的十八届三中全会通过了《中共中央关于全面深化改革若干重大问题的决定》，在提出“加强中央政府宏观调控职责和能力，加强地方政府公共服务、市场监管、社会管理、环境保护等职责”的同时，明确指出“部分社会保障、跨区域重大项目建设维护等作为中央和地方共同事权，逐步理顺事权关系”，在国家层面的政策文件中凸显了地方政府公共服务的重要职责，也进一步明晰了中央政府在公共服务领域的更多支出责任。在深化医药卫生体制改革方面，《中共中央关于全面深化改革若干重大问题的决定》又明确指出：“完善合理分级诊疗模式，建立社区医生和居民契约服务关系。充分利用信息化手段，促进优质医疗资源纵向流动。”可以说，2009年《中共中央、国务院关于深化医药卫生体制改革的意见》开启了县域医共体政策实践的“先行试点”阶段进程；2013年《中共中央关于全面深化改革若干重大问题的决定》则在进一步理顺中央与地方关系的基础上，明确了以“分级诊疗”为抓手，深化医药卫生体制改革。

① 张光：《十八大以来我国事权和财权划分政策动向：突破还是因循》，《地方财政研究》2017年第4期。

表 2-1　2009 年以来国家层面出台医疗卫生服务整合相关文件

发文时间	文件类型	说　明
先行试点阶段（2009—2014 年）	意见	《中共中央、国务院关于深化医药卫生体制改革的意见》
	方案	《医药卫生体制改革近期重点实施方案（2009—2011 年）》
	决定	《中共中央关于全面深化改革若干重大问题的决定》
推广建设阶段（2015—2018 年）	意见	《国务院办公厅关于推进分级诊疗制度建设的指导意见》
		《国务院办公厅关于推进医疗联合体建设和发展的指导意见》
全面推开阶段（2019 年至今）	通知	《关于推进紧密型县域医疗卫生共同体建设的通知》
	意见	《关于全面推进紧密型县域医疗卫生共同体建设的指导意见》
	通知	《国务院办公厅关于印发〈深化医药卫生体制改革 2024 年重点工作任务〉的通知》

资料来源：作者根据官方政策文本内容整理而成。

这一时期，不同地区或以“医疗集团”或以“县域医共体”又或以“县乡一体化”等形式探索县乡村医疗卫生服务整合发展进程，在医疗资源整合、服务模式创新、管理机制改革等方面进行了积极探索。可以看到，不同地区经济社会条件差别较大，各地政策话语存在较大程度的不一致，由此带来政策实践的差异性。比如，安徽省人民政府出台《安徽省人民政府关于县级公立医院综合改革的意见》，从省级层面进行了制度设计，以医保支付制度改革为抓手，推行总额预付，按病种、按人头、按服务单元支付等付费方式，推进分级诊疗机制建设及基层医疗卫生服务体系建设。TC 市在 2012 年启动县级综合医院改革试点；ZJ 市在 2014 年就出台了《关于推行县镇医疗卫生服务管理一体化改革试点工作的指导意见》，副市长任改革试点工作领导小组组长，在市级层面进行制度设计，探索与推动县乡医疗卫生服务主体间在人财物等方面的统一管理，推动优质医疗卫生资源下沉基层，但在医保支付方式变革等利益共同体建设方面探索相对不足。

二、推广建设阶段

为了贯彻落实《中共中央关于全面深化改革若干重大问题的决定》和

《中共中央、国务院关于深化医药卫生体制改革的意见》精神，2015 年，《国务院办公厅关于推进分级诊疗制度建设的指导意见》出台，明确了分级诊疗试点工作的考核评价标准，并指出在 2020 年要逐步形成基层首诊、双向转诊、急慢分治、上下联动的分级诊疗模式，2017 年颁布了《国务院办公厅关于推进医疗联合体建设和发展的指导意见》，进一步试点建立一体化管理的县域医共体新机制，重点探索以县级医院为龙头、乡镇卫生院为枢纽、乡村卫生室为基础的县乡一体化管理，充分发挥县级医院的城乡纽带作用和县域龙头作用，形成县乡村三级医疗卫生机构分工协作机制，积极构建三级联动的县域医疗服务体系，力求发挥出共同体的整合优势，提升基层医疗卫生服务水平。

为了贯彻落实《国务院办公厅关于推进医疗联合体建设和发展的指导意见》，各地方政府相继出台关于推进医疗联合体建设与发展的实施方案，不断加大财政投入，鼓励各地根据本地实际情况在人事任免、薪酬分配、药品供应保障等方面进一步打破制约县域医共体建设的政策瓶颈，并明确启动各具特色的县域医共体政策实践，符合大国治理场景下县域医共体政策实践的现实需要。初步统计发现，在国家顶层方针出台之前，本章节所呈现的案例库中有 7 个县开始探索县域医共体政策实践，其他 5 个县也在国家顶层方针出台之后相继出台相关政策文件，调整与推进了县域医共体政策实践进程。以 TC 市为例，在 2015 年国家层面的《国务院办公厅关于推进分级诊疗制度建设的指导意见》出台以后，TC 市在 2016 年被确立为国家县级公立医院综合改革示范县；2017 年，该市所在省人民政府办公厅进一步出台了《关于全面推进县域医疗共同体建设的意见》，按照中央和地方的统一部署，通过整合资源、明确功能、基金包干、医防融合、全面管理的路径，构建了整合型医疗卫生服务体系，配合医疗改革，真正实现“三医联动”，以一体化的组织模式探索县域医共体政策实践。这一时期，由于顶层设计的进一步明确，试点县域不断扩大，县域医共体这一政策话语在更广的范围内得到了更大程度的认可，我们认为使用“推广建设”能更准确地表达这一时期县域医共体政策实践的基本特征。与此同时，学界兴起了关于推进紧密型或松散型医共体建设的系列探讨，对不同组织模式下县域医共体政策实践进行了充分的学理分析，充分链接了学术话语与政策话语，但由于县域医共体政策实践处于不断变化发展中，学术话语与政策话语之间也存在一定的差距。

三、全面推开阶段

自2019年国家卫生健康委、中医药管理局出台《关于推进紧密型县域医疗卫生共同体建设的通知》以来，全国500个试点县域进一步深化改革，建设目标明确、权责清晰、分工协作的新型县域医疗卫生服务体系，标志着我国县域医共体政策实践进入“全面推开”阶段。2023年，国家卫生健康委、中央编办等10部门联合印发了《关于全面推进紧密型县域医疗卫生共同体建设的指导意见》，要求以“省”为单位全面推开紧密型县域医共体建设；2024年，国务院办公厅印发《深化医药卫生体制改革2024年重点工作任务》，进一步明确要以“省”为单位全面推开紧密型县域医共体建设，与此同时，要进一步深化体制机制改革，完善县域医共体政策支持体系。具体而言，要进一步落实政府投入保障责任，中央财政通过基本公共卫生服务、基本药物制度补助资金对乡村医疗卫生机构予以支持。中央预算内投资对县域医共体内符合条件的项目加大支持力度；地方政府新增财政卫生健康支出向县域医共体内基层医疗卫生机构适当倾斜；进一步优化人员编制和薪酬管理，在编制使用、人员招聘、人事安排、绩效考核、职称评聘等方面赋予县域医共体更多自主权；完善医保支付政策，鼓励和支持各地医保部门对紧密型县域医共体实行医保基金总额付费等。

这一时期，由于《紧密型县域医疗卫生共同体建设评判标准和监测指标体系（试行）》对责任共同体、管理共同体、服务共同体、利益共同体等方面有了更加细致的要求，各地根据上位文件在县级层面进行了政策调整，以各种形式的“紧密型县域医疗卫生共同体”为载体来深入推动县域医疗卫生服务整合进程。以广东省为例，广东省人民政府办公厅出台《广东省加强紧密型县域医疗卫生共同体建设实施方案》，在前期广泛试点并取得显著成效的基础上，细化政府、卫生管理部门和医共体三方权责，改革完善医保支付、人事、薪酬、资源整合和财政投入政策，加强县域内资源的统筹管理，形成责任和利益共同体，回应了国家层面“全面推开”紧密型县域医共体建设的政策思路。

综上所述，在先行试点阶段，我国鼓励各地探索组织形态各异的县域医疗卫生服务整合模式，各地政策话语呈现较大程度上的差异性，符合大国治理场景下各地探索本地县域医共体政策实践的需要；在推广建设阶段，各地县域医共体建设呈现“结构性趋同和不一致性并存”的情形，县域医共体这一政策话语在更广范围内得到了更大程度的认可，并涌现了关于县域医共体的跨学科探讨，充分链接了县域医共体的学术话语与政策话语，推动了更具有实质意义的县域医共体建设；在全面推开阶段，县域医共体进入更加紧密合作的发展时期，一些县域不断调整本地县域医共体政策实践，深刻回应了国家层面关于推进更加紧密的县域医共体建设的政策需要。在顶层设计引导与各级地方政府卫生行政力量的支持下，全国各地涌现出组织形态各异、整合程度不同的县域医疗卫生服务模式，为本书研究县域医共体组织模式选择的影响因素提供了广阔的研究场域。

第二节　县域医共体政策实践的现实图景

在中国县域医共体政策实践“先行试点”“推广建设”和“全面推开”的发展进程中，各地县域医共体政策实践的文本形式分析和制度要素结构分析在较大程度上反映了县域医共体政策实践的现实图景。

一、研究变量结构、样本选取及政策文本选取和筛选

（一）政策文本特征的研究变量结构

通常来讲，政策文本能够反映出“人”对于“事物”的重视程度与认知差异，关键词、高频词、关键段落能在一定程度上反映决策者认知的集中度，并集中反映各地方政府管理工作的未来走向①。作者认为各级政府及其相关部门制定的政策文件在较大程度上映射出县域医共体政策实践进程，并对东中西9省11市的12个典型县域在2012—2022年间推进县域医共体的相关政策文本进行文本形式分析与制度要素结构分析。已有研究对政策文本的研究变量结构的分析显示，有的学者从时间、政策效力、政策主题、政策体例和政策特别说明来分析政策文本的形式特征，从规制性要素、规范性要素和文化-认知性要素来分析政策文本的基本变量②，有的学者从政策数量、政策主题、政策发布机构、政策类别、政策效力来分析政策文本的结构性特征③。

尽管研究领域不同，相关研究依然对变量结构的提出提供了一定的参考。在具体操作中，作者发现，县域医共体政策实践所依据的政策文本聚焦基层首诊、上下转诊、急慢分治、上下协作等主题，并以指导意见（方案）、考核标准为主要政策体例，政策效力的高低则依据政府办文件、部门文件以及部门内部文件（医改办文件）的不同而有所差异。为此，作者确定了政策效力、政策主题、政策类别为政策文本形式的变量，保留了规制性要素、规范性要素和文化-认知性要素为基本变量，并对具体的指标进行了调整，详见表2-2。

---

① 朱丽等：《广西县域医疗卫生服务韧性特征及提升策略》，《中国农村卫生事业管理》2022年第8期。

② 刘晓光，侯晓菁：《中国农村生态文明建设政策的制度分析》，《中国人口·资源与环境》2015年第11期。

③ 李春林，刘杰美：《中国高等教育“放管服”改革政策的典型特征分析》，《黑龙江高教研究》2022年第11期。

表 2-2 政策文本特征的研究变量结构

变量	变量名称	指　标	相关说明
形式变量	政策效力	由高到低依次为：(1) 政府办文件；(2) 部门文件；(3) 部门内部文件（医改办文件）	根据权威等级和效力来划分：政府办文件>部门文件>部门内部文件（医改办文件）
	政策主题	基层首诊、上下转诊、急慢分治、上下协作；治理结构、薪酬制度、医保支付方式改革	根据分级诊疗制度建设与医疗联合体建设与发展目标要求，将政策主题分为 7 类
	政策类别	指导意见（方案）、考核标准等	主要依政策文本体例划分，主要分为 2 种
基本变量	规制性要素	规则、奖惩、强制	禁止（严禁）、必须、不得
	规范性要素	准入、说明、评价	应该、规范、规定、标准（原则）
	文化-认知性要素	共同认知、共同行动逻辑、同形	引导（鼓励）、教育、宣传（推广、通报）

注：作者根据各地分级诊疗、医疗联合体建设等相关政策文本内容制成。

（二）样本选取

作者以差别复制与逐项复制的原则确定了东中西 9 省 12 个采取不同整合形式的典型县域作为分析对象。考虑到这 12 个典型县域或在政策“先行试点”阶段或在政策“推广建设”阶段就已经开始探索了县域医共体政策实践进程，能够较为完整地呈现县域医共体政策实践进程中所建构的权力结构关系，作者认为对这些典型县域的分析可以在一定程度上映射出中国县域医共体政策实践的现实图景。因此，作为认为本章节选择的研究样本符合研究需要。

（三）政策文本选取和筛选

本章节内容的政策文本主要来源于东中西 9 省的 12 个典型县域关于“县域医共体”的政策文本（文中政策文本主要指以县级政府办公室、卫生行政主管部门及“医改办”为发文单位所形成的关于“医疗联合体”“县域医共体”等相关政策文本），还涵盖了部分县域在省、市级政府层面的相关政策文本，共计 85 份。本章节内容所选定的 12 个县域以所隶属省级政府发文 18 份，以所隶属市级政府发文 14 份，以所隶属县级政府发文 16 份；同时，这 12 个县域以省级卫生行政主管部门发文 22 份，以市级卫生行政主管部门发文 8 份，以县级卫生行政主管部门发文 7 份。可以说，在分级诊疗制度建设与县域医共体建设进程中，我国已经基本建成较为完善的政策体系。在文本分析部分，作者根据各地政府主动公开及依申请公开获得政策文本，并于 2017 年 12 月至 2023 年 4 月进行检索与反复核对。

二、县域医共体政策实践的政策文本分析结果与讨论

（一）县域医共体政策实践的政策文本形式变量分析

本章节内容对政策文本形式变量分析主要涉及政策效力、政策主题、政策类别等内容。分析结果显示，县域医共体政策实践在一些试点县已然代表了政府各个部门的“重要治理措施政策”经过“筛选”在县级层面的一种“汇合”，保障了县域医共体政策效力；各地县域医共体政策主题在“先行试点”“推广建设”和“全面推开”阶段各不相同，并逐渐趋于完善；各地以指导意见、实施方案为主，推动县域医共体政策实践，政策体系较为完善。

1. 从政策效力维度分析

本章节所分析文本主要是以“县政府”为发文单位并公开发表的政策文件，以此解析县域医共体政策文件的规范效力。检索发现，大部分县域是以“政府办”名义来发文（特别说明，在本书选择的 12 个县中，有 10 个县是以“政府办”名义发文，以此推动县域医共体政策实践；1 个县是以部门文件的形式推动县域医共体政策实践，另有 1 个县以“函”的形式推动县域医共体政策实践）。这是因为县域医共体政策实践不仅涉及卫生行政主管部门的业务指导工作，更涉及县委编办、县财政局、县发展改革委等部门的协调与配合，以“政府办”名义出台的政策文件多针对县域医药卫生体制改革这

一重大的治理政策和规定，代表了各个部门的“重要治理措施政策”经过“筛选”在县级政府层面的一种“汇合”，在一定程度上反映了“整体性政府”的治理优势，能够推动卫生行政主管部门与政府相关职能部门间的协作与联动，较大程度上保障了政策文件的合法性及政策实际执行效力。

当然，政策文件的印发主体、上下级文件之间的关系不仅可以透视当前中国政府职能部门间的协作关系，还可以呈现政府上下层级间的互动关系[①]。在具体政策实践中，县级政府还会根据上级政府出台政策文件的不同位阶所展示出的政治信号的强弱，也就是“政治势能”，作出相应的执行策略[②]；而进一步分析发现，本章节样本县域所涉及9省中有4个省以“政府办”名义发文，在省级层面推动县域医共体政策实践；有5个省以卫生行政主管部门为发文单位，研究出台县域医共体的具体政策文件，从而赋予了不同地区推进县域医共体政策实践的差异化政治势能。通常而言，以“政府办”名义发文的省份展示了整体性政府的治理优势，能够赋予所属县级政府更强的政治信号，更有力地推动行政管辖范围内的县级政府以基层为重点，扎实推动县域医共体政策实践。

因此，在本研究中作者进一步指出，县域医共体政策实践在一些试点县已然代表了政府各个部门的“重要治理措施政策”经过“筛选”在县级层面的一种“汇合”，体现了从中央到地方“将健康融入所有政策”的治理思路。为了更好推进县域医共体政策实践，各地须以“整体性政府”的治理优势进一步增进多元行政主体间、上下层级间的政策互动，提升县域医共体政策执行效力，切实保障人民群众健康权益。

2. 从政策主题维度分析

分析发现，在县域医共体政策“先行试点”和“推广建设”阶段，各主要县域关于县级医疗集团、县域医共体、县乡村一体化以及县镇一体化建设

---

① 李林倬：《基层政府的文件治理——以县级政府为例》，《社会学研究》2013年第4期。

② 贺东航，孔繁斌：《中国公共政策执行中的政治势能——基于近20年农村林改政策的分析》，《中国社会科学》2019年第4期。

的相关政策文本主要集中于基层首诊、上下转诊与上下协作、急慢分治、医保支付方式改革等，在应对卫生健康风险、医防融合等方面的相关举措相对不足。当然，随着经济社会的快速发展和现代生活方式的改变，高血压、糖尿病、心血管疾病、癌症等慢性非传染性疾病成为威胁城乡居民健康的主要因素，给个人、家庭和社会带来了沉重负担。与此同时，新老传染病流行、慢性病患人数增加等公共卫生问题叠加，凸显了控制卫生健康风险与保障正常医疗卫生服务供给和社会稳定发展的必要性与紧迫性。在这样的背景下，各地县域医共体政策实践不仅是医疗卫生服务成本控制与医疗卫生服务质量提升的现实需要，更是建设有韧性的县域健康治理体系（控制卫生健康风险与保障正常医疗卫生服务供给和社会稳定发展）的必然选择。基于此，作者认为在县域医共体政策"先行试点"和"推广建设"阶段，政策文本的内容和范围还有待拓宽，还要更多地关注卫生健康风险应对、医防融合等公共问题。

当然，进一步文献检索发现，在2020年新冠感染疫情大规模暴发后，各县域出台的相关政策文本均关照了卫生健康风险应对、医防融合等相关举措，并以差异化组织模式推动本地县域医共体政策实践（一些县设置医共体管理中心，统筹县域内公共卫生及医疗机构的协同发展；也有些县以"医保资金"为杠杆，促进公共卫生和医疗服务协同融合）。这些政策实践很好地控制了卫生健康风险，并有力地保障了正常医疗卫生服务供给和社会稳定发展[①②③]。

3. 从政策类别维度分析

从政策类别维度而言，规范性文件较多，操作层面的文件相对较少。具体而言，在政策文本检索中发现，政策类别主要以指导意见和实施方案为

---

① 王俊，朱静敏，王雪瑶：《公共卫生体系与医疗服务、医疗保障体系的融合协同：理论机制与案例分析》，《中国科学基金》2020年第6期。

② 单莹等：《县域医共体的医防融合实践进展研究》，《卫生经济研究》2021年第9期。

③ 王亦冬等：《我国县域重大突发公共卫生事件协同治理机制探析》，《中国医院管理》2021年第8期。

主，且多以指导性内容的形式出现。在《关于推进紧密型县域医疗卫生共同体建设的通知》及《紧密型县域医疗卫生共同体建设评判标准和监测指标体系（试行）》等文件出台之前，本书选择的试点县仅一地制定了本地“建设指南”及相关考核标准。为了切实推进县域医共体政策实践进程，各主要县域卫生行政主管部门还积极引导本行政区域内医疗卫生机构完善内部规章制度，推进基层首诊、上下转诊等制度建设目标。这是因为县域医共体是中国县域医药卫生体制改革的政策产物，在较大程度上是对人口疾病谱由急性传染性疾病向慢性非传染性疾病转变所带来“疾病负担”的及时回应。各地县域医共体政策实践要通过创新服务模式、优化资源配置、加强人才队伍建设等具体举措，为县域范围内城乡居民提供更加优质、高效、便捷的医疗卫生服务，助力健康县域建设。为此，本书认为，为了更好地指导县域医共体政策实践进程，需要进一步完善政策体系，为本行政区域内医疗卫生服务主体政策执行提供具有可操作性的政策依据。

综上，各主要县域的政策文本是特定地区政策实践进程的书面反映。本书所呈现的大部分县域较早进行了体制机制创新的探索性实践，推进不同形式的县域医共体政策实践，相关政策体系较为完善、政策执行效力强、政策主题也相对丰富；部分县域在卫生系统内部探索推动县域医疗卫生服务资源和技术资源的优化配置，相关政策体系有待进一步健全，政策执行效力也有待提升。当然，由于本书所呈现的多数案例均较早探索县域医共体政策实践，本小节内容在一定程度上反映了各地在中国县域医共体政策“先行试点”“推广建设”阶段的基本面貌。

（二）县域医共体政策实践的政策文本基本变量特征

根据分级诊疗制度建设目标，结合政策文本在全国范围内的代表性、时效性以及权威性，作者继续以制度理论中规制性要素、规范性要素与文化-认知性要素这三大要素的结构特征所构成的制度结构分析框架来呈现中国县域医共体政策实践进程中政策文本的基本变量特征。

1. 规范性要素较多且结构性不平衡

尽管规范性要素相比于规制性要素词眼在政策文件内容中的出现频率要高得多，但在规范性要素中“标准”等可操作类词眼的占比相对较低。这在一定程度上显示出改革伊始大部分地区推动县域医共体政策实践所依据政策文件的可操作性不足。在我国不断协调中央与地方关系，并将中央与地方事权划分与支出责任匹配落实到医疗、养老等重要公共服务领域的大背景下，为了获取地方政府建设与发展县域医共体的项目经费，县域医疗卫生服务主体往往会进行“制度变通”，组成特定形式的县域医共体。有些“制度变通”是基于特定资源条件的创造性转换，以责任共同体、服务共同体、管理共同体、利益共同体建设为导向，切实推进了县域医共体政策实践进程，有效实现资源下沉的政策目标；而有些“制度变通”则是一种表面应付行为，不仅未能达成实质上的整合，也未能达成政策实践目标。

2. 规制性要素总量少但政策主动性有所提高

在县域医共体样本政策文本中，规制性要素词频数在说明词总数中占比较低，且多以“必须”这一类关键词为主，这符合压力型体制下各地在“先行试点”“推广建设”阶段探索推进县域医共体政策实践的阶段特征——各地县域医共体建设更多地依赖于地方行政手段①。且经过进一步检索发现，规制性要素占比相对突出的试点县更多地以管理型组织模式推进人事、财务、资产等方面的整合，在“管理共同体”方面进行了诸多探索。此外，部分试点县域新近出台的政策文本更多地出现了“要”这一类意愿性动词的使用，这回应了大国治理场景下中央政府鼓励与支持地方基于本地实际情况探索与创新县域医共体政策实践形式的现实需要，也在一定程度上反映了地方政策主动性有所提高的基本事实。

3. 文化-认知性要素数量偏低

通过进一步分析样本县域的政策文本发现，相较于规范性要素总量，文

① 朱丽，刘丽杭：《分级诊疗体系建设动力机制与路径选择》，《广西民族大学学报（哲学社会科学版）》2019年第3期。

化-认知性要素数量也较少，且多以“引导”“鼓励”等探索性词汇为主。这在一定程度上延续了中央顶层设计中文化-认知性要素的基本构成，也反映了我国压力型体制环境下中央顶层设计对基层医药卫生体制改革的方向作用力。同时，通过与省、市两级政府层面的政策文本及中央顶层政策文本的比较分析发现，大部分县级政府层面政策文件中的文化-认知类词眼更多是对上一级政策文本中相关词眼的复制，缺少地区创新驱动要素。在政策制定过程中，为了确保政策方向与上级保持一致，县级政府倾向于直接引用或复制上级政策文件中的关键表达。然而，在这一直接引用或复制文件过程中，县级政府可能忽视了本地的实际情况，未能根据当地情况进行相应的调整，影响了县域医共体政策执行的有效性。不可否认，县域医共体政策实践是一项系统工程，如果没有深入的调研和分析，难以充分调动多元治理主体推进真正意义上的县域医共体政策实践。作者认为，上述情况不仅符合我国压力型体制下各地县域医共体政策实践的“行政主导”特征，也是当前基层政府有选择地执行上级文件的现实图景。

（三）两个讨论

以国家层面政策文件的出台为参照，县域医共体政策实践进程分为“先行试点”“推广建设”“全面推开”三个发展阶段，各地涌现了组织形态各异、整合程度不同的县域医疗卫生服务模式，并在不同阶段进行了一定的政策调整，推进各地探索整合程度更高的医疗卫生服务模式，切实保障县域人民群众健康需要。

1. 政策文本形式分析结果的讨论

政策文本形式分析结果显示：一是各试点县域或以“政府办”发文或以部门联合发文，是县级政府层面探索以政策文件的合法性提升政策实际执行效力的重要途径，突出显示了县域医共体政策“先行试点”“推广建设”阶段以政策文件“位阶”的高低所反映的政治势能来增进多元行政主体间上下层级间互动程度、提升政策执行效力的现实选择。二是中国县域医共体政策实践在“先行试点”“推广建设”阶段主要关注基层首诊、上下转诊与上下协作、急慢分治、医保支付方式改革等，在进入“全面推开”阶段后则更多地关照卫生健康风险应对、医养融合等相关举措，在新形势下不断完善政策内容。三是在2019年《关于推进紧密型县域医疗卫生共同体建设的通知》出台之前，仅一地制定了本地“建设指南”及相关考核标准。这在一定程度上反映了县域医共体政策实践的制度文件多以指导性内容为主，可操作性的文本相对不足，还需要不断完善具体的考核标准。总之，通过政策文本形式的考察发现，县域医共体政策实践在一些试点县已然代表了政府各个部门的“重要治理措施政策”经过“筛选”在县级层面的一种“汇合”，保障了县域医共体政策效力；各地县域医共体政策主题在“先行试点”“推广建设”和“全面推开”阶段各不相同，并逐渐趋于完善；各地以“指导意见”和“实施方案”为主，推动县域医共体政策实践，相关政策体系已经较为完善，但仍需不断完善。

2. 政策文本基本要素分析结果的讨论

政策文本要素分析结果显示：这些县级层面出台的政策文本规范性要素较多，可操作性内容相对不足，且结构性不平衡；规制性要素总量不足但政策主动性有所提升；文化-认知性要素数量占比偏低，且延续了中央顶层设计中文化-认知性要素的基本构成。上述特征体现了地方政府根据一定时期国家层面出台的政策文件背后所具有的政治势能而作出的反应，不仅符合压力型体制下各地在“先行试点”“推广建设”阶段探索推进县域医共体政策实践的行政主导特征，从中初步发现了县域医共体组织模式选择的制度成因，也回应了大国治理的现实需要——中央政府鼓励与支持各县域基于本地实际情况选择县域医共体组织模式。

第三节　本章小结

本章节内容呈现了我国县域医共体政策实践历程——“先行试点”“推

广建设”“全面推开”三个发展阶段。各地积极探索县域医共体政策实践进程，在不同阶段呈现出差异化的治理结构特征，是健康中国战略与分级诊疗制度环境下各级政府（以卫生行政主管部门为主的相关职能部门）与医疗卫生服务主体之间持续互动的结果。在第一部分，本书对2009年以来国家层面的主要政策文件进行了梳理，呈现了中国县域医共体政策实践不同发展阶段的基本特征，并以此透视了中国医药卫生体制改革的基本思路——中央政府鼓励与支持地方开展“政策实验”，在总结各地经验的基础上进一步推介政策方案。基于这样的改革思路，充分调动中央和地方的“双重积极性”，尤其是激发地方政府提供公共服务的积极性，推进县域医共体政策从“先行试点”到“推广建设”进而到“全面推开”的发展历程。

当然，由于各地政策实践进程进度不一，在第二部分，本书又从政策文本的效力分析、主题分析和政策类别分析进一步呈现了县域医共体政策实践的现实图景，即，各地县域医共体政策主题在“先行试点”“推广建设”和“全面推开”阶段各不相同，并逐渐趋于完善；各地以“指导意见”和“实施方案”为主要的政策体例，并配套出台相关管理办法，推动县域医共体政策实践，县域医共体政策实践的政策体系趋于完善。值得注意的是，本章还发现各地推进县域医共体建设所依据的政策文件背后蕴含着差异化的政治势能，一些试点县的县域医共体政策实践已经代表了政府各个部门的“重要治理措施政策”经过“筛选”在县级层面的一种汇合，体现了从中央到地方“将健康融入所有政策”的治理思路，反映了卫生健康领域存在的政府职能部门间、上下层级间的互动关系；同时，在制度要素结构分析中，作者呈现了压力型体制下各地在“先行试点”“推广建设”阶段探索推进县域医共体政策实践的“行政主导”特征，初步发现了县域医共体组织模式选择的制度成因，这种政策实践回应了大国治理的现实需要——中央政府鼓励与支持各县域基于本地实际情况探索与推进县域医共体组织模式选择。

基于政策文本分析，作者认为在县域医共体政策实践进程中，须不断加强政策执行效力。具体措施包括：其一，提高县级政府政策文本的规制力量。这就要求按照《国务院办公厅关于加强行政规范性文件制定和监督管理工作的通知》的要求，进一步规范县级政府层面的行政规范性文件的发文行为，确保文件表述准确、清晰、简洁，提高政策文本的合法性和可依据性。其二，增进县级政府政策文本的可操作性。这不仅需要破除过去重复发文、以文件“落实”文件的惯习，也要深入基层、全面了解实际情况和群众日益增长的健康需求，根据本地实际情况建立健全相应的考核标准，切实推进各地县域医共体政策实践。其三，扩大县级政府政策文本的认知度。在传统的上下级政府主体关系中，地方政府更多的是被动地应付上级行政任务，在县域医共体政策的适宜性方面探索不足，而一项事关基层民众健康权益的政策文件发挥真正的效力还须获得基层工作人员、基层民众的政策认可，并形成政策遵从，为此，还需要不断加强县域医共体政策实践的宣传力度，在基层首诊、上下转诊等方面形成更高程度的政策遵从。

本章节内容还初步揭示了县域医共体政策实践所建构的权力结构关系——各级政府探索以“整体性政府”的治理优势推进政府相关部门、县域医疗卫生服务主体以及基层民众之间互动的进程，有力地推动了县域医共体建设进程。在政策文本分析的基础上，作者进一步提出如下三点建议：一是加强部门间政策互动，减少职能部门间在县域医疗卫生服务整合方面的制度摩擦。县域医共体政策实践关注的核心问题是医疗卫生资源整合与健康服务模式整体性变革。这是一项系统性工程，要求推进“将健康融入所有政策”治理思路在县域落地，切实推进县域医共体政策实践，并探索以“整体性政府”的治理优势来确保县财政、县委编办等相关职能部门在制定相关政策时综合考虑将卫生技术人员、医疗设备等关键性医疗卫生资源沉入基层。二是加强上下级政府主体间的政策互动，以推动县域医疗卫生服务主体间的利益整合进程。诚然，下一级政府在压力型行政体系中，将不可避免地承接并执行上一级政府下达的行政指令，这也就形塑了中国县域医共体政策实践的“行政主导”特征。然而，要切实推进县域医疗卫生服务主体在责任、管理、利益等方面的整合进程，需要不断加强上下级行政机构在政策制定、执行、评估、调整与终结等各个环节上的互动，以行政合力推动各县探索适合于本地实际情况的、整合层次更高的县域医共体政策实践。三是扩大政策过程中的民众参与，让县域医疗卫生服务主体、行业领域专家以及基层民众更多地参与到政策制定、执行、评估、调整与终结的全过程，确保县域医共体政策的科学性和合理性，维系各级政府政策文件出台的权威性与医疗卫生服务主体的自主性之间的动态平衡。

当然，在异质性资源条件与差异化治理框架下，各地县域医共体组织模式呈现出结构性趋同与差异化发展的情形，凸显了本书进一步研究的必要性和可行性。为了全面推进分级诊疗制度建设与县域医共体政策实践进程，有必要对压力型体制下县域医共体差异化组织模式选择进程中的资源条件、治理结构与制度环境等内容进行深层次解析。

第三章　县域医共体组织模式选择影响因素识别：探索性案例分析

在本章节，作者首先运用组织分析新制度主义的相关理论，以中国县域医共体为分析单位，选取 9 个样本县域医共体建设实践进行跨案例分析，识别县域医共体建设进程中组织模式选择的影响因素。通过跨案例的综合分析发现，分级诊疗制度环境下县域医疗卫生服务机构间自行联合与行政指导下的强行联合均是推进县域医疗卫生组织模式变革的重要途径，是分级诊疗制度框架下的行动结果；政府与医疗卫生服务递送者之间的权力结构关系将在多重影响因素下发生动态的调整；科学的利益分配与风险分担机制是医疗卫生组织间关系重组的关键因素；现代信息技术唯有与组织结构、制度安排共同作用于卫生行政主管部门的内部管理活动，达成管理部门与医院的互动，方能推动建成具有整合意义的县域健康服务体系。

第一节　县域医共体组织模式选择整合分析框架的提出

在分级诊疗制度建设与医疗联合体政策支持下，建设与发展县域医共体表现出一定的阶段特征：一方面，各地卫生行政主管部门纷纷效仿组建“县域医共体”，构成了“纵向合作、横向竞争”的县乡村医疗卫生服务网络；另一方面，在健康治理理念准备不足的情况下，各地县域医共体的组建进程呈现出差异化的组织样态。这就引出了本章的第一个研究问题：在我国压力型体制环境下，在县域医共体组织模式结构性趋同与多样性并存的局面下，哪些要素构成了县域医共体组织模式选择的影响因素？

20世纪末以来，新制度主义逐步发展成为组织理论中重要的理论范式之一，在社会科学领域问题研究中展现出强有力的解释力。按照新制度主义的观点，制度环境不仅为组织行为提供选择的脉络，并在与组织的持续互动中影响着组织模式变革进程①。沿着新制度主义的解释框架，制度环境对组织行为的影响可以分解为制度结构与制度过程两个层面。从制度结构层面而言，制度环境的规制要素、规范要素和文化-认知性要素影响着中国县域医疗卫生服务纵向整合进程②；从制度过程层面而言，制度环境通过与医疗卫生组织之间的互动与依赖关系构成组织行为的内生性影响要素③。一般而言，组织对外部资源环境的依赖性与组织的专业化取向促使一定组织场域中的现存组织和新进入组织出现结构性趋同；同时，在制度压力下，组织选择以默认、折衷、避免、反抗以及操纵等策略回应制度环境，引致了组织形态的多样化。

当前，国内学者或关注政策文件、行政力量等制度环境的结构性影响，认为制度设计的核心要素及要素间关系是我国医疗服务“行政化—市场化—社会化—公共化”制度变迁路径的重要推动力④，或关注医疗卫生服务多元主体所具备的服务、技术等资源禀赋对不同行动者的过程性作用，认为不同行动者会基于利益诉求、选择动机等多重博弈关系来达成利益相容和联动行为⑤。近年来，越来越多学者开始探索从制度的多重逻辑和基层医疗卫生组织的实践逻辑来分析基本公共卫生服务制度执行偏差，并发现了基本公共卫

① Immergut, Ellen M. “The Theoretical Core of The New Institutionalism.” *Politics & Society*, Vol. 26, No. 1, March 1998, pp. 5-34.

② ［美］W·查理德·斯科特：《制度与组织——思想观念与物质利益（第3版）》，姚伟，王黎芳，译，中国人民大学出版社2010年版，第56页。

③ 李霞：《公立医院改革的制度变迁分析与对策》，《人民论坛》2010年第11期。

④ 管仲军，陈昕，叶小琴：《我国医疗服务供给制度变迁与内在逻辑探析》，《中国行政管理》2017年第7期。

⑤ 张圣捷等：《行动者中心制度主义视角下县域医疗卫生服务整合路径》，《中国卫生政策研究》2021年第2期。

生服务绩效考核制度不完善、任务指标设定过于笼统等制度缺陷问题。[1] 可以说，关于制度环境与我国县域医疗卫生组织模式关系的研究视角历经了从“制度结构”向“制度过程”的转变，增进了组织分析新制度主义的解释力与包容性。

然而，关于分级诊疗制度建设与县域医共体政策实践的案例研究不够深入，未能挖掘出制度要素在我国县域医疗卫生组织模式选择中的深层次影响。诚如上文所述，各主要县域医共体的政策进程更多地建立在“资源异质性促成组织一体化建设”与“紧密型组织模式优于松散型组织模式”的信念假设上，缺少中国治理场景下的实证支撑。为此，亟待对县域医共体政策实践进程中的多元化组织模式选择进行制度层面、组织场域层面的系统考察。此外，中国县域医共体多是地方政府主导建设的县乡村三级医疗卫生服务机构间分工合作的组织模式；同时，建设与发展县域医共体是在当前分级诊疗制度环境下满足日益多元健康需求的共同体组织过程。国内组织分析新制度主义发现，组织变化的制度性压力不仅导致了组织的“同构式变迁”，也造成了“制度化组织的结构不一致性”。那么，有必要从学理层面解释中国治理场景下县域医共体组织模式的结构性趋同和多样化发展并存的现象。

随着组织合作、跨边界治理理念的兴起，新制度主义逐步融合系统论、组织社会学的相关理念，提升了新制度主义对于组织理论的解释力。与此同时，组织分析新制度主义由关注组织的趋同延伸至关注趋同化与多样化并存，突出强调组织内生性因素与外部环境因素对组织变革的共同影响，提升了理论包容性。根据组织分析新制度主义的整合分析框架，在压力型体制下，县域医疗卫生组织模式变革进程带有强烈的行政主导色彩，使得县域医疗卫生组织模式选择出现一定的结构相似性；同时，在县域医疗卫生服务主体确定联合形式的具体进程中，外部环境因素与内生性因素促成了县域医共体组织模式选择的结构性趋同与多样化发展。具体而言，

① 王紫等：《政策绩效视角下基本公共卫生服务评价》，《中国公共卫生》2019年第12期。

在健康中国战略与分级诊疗制度环境下，县域医疗卫生服务纵向整合所依据政策文件的规制性、规范性与文化-认知性要素特征及卫生行政主管部门与县域医疗卫生服务组织之间的互动和依赖关系促成组织场域的形成，并不断平衡政府权威与医疗卫生机构自主性之间的相互作用关系。这一制度结构与制度过程突出作用于中国县域医疗卫生服务纵向整合的政策进程中，并深刻影响县域医疗卫生服务纵向整合的组织特征——结构性趋同与多样化发展并存。结构性趋同表现为以县级医院为牵头单位，整合县乡村医疗卫生资源的组织形态井喷式显现；多样化发展则表现为紧密型或松散型结构关系的多元化呈现。

综上，作者在制度分析基础上对特定组织场域中的制度建设、技术环境、政府角色与医疗卫生机构的内部结构设计等进行了总体性分析，跨案例研究的整合分析框架如图 3-1 所示。

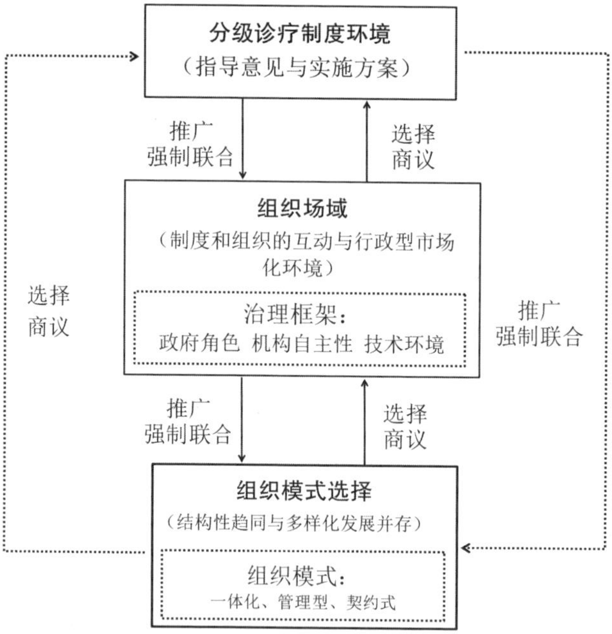

图 3-1　县域医共体组织模式选择的整合分析框架

第二节 县域医共体建设的主要组织模式及特点

案例研究作为一种重要的经验研究方法，通过文件档案、物证、访谈以及参与性观察等途径获得资料来源，以深入研究现实生活环境中正在发生的现象，尤其是与其所处环境之间的界限并不十分明显的现象①。以案例分析法探究影响医疗卫生组织变革与模式选择因素的先例较多，例如，利用H医院管理体制变革分析行动者、资源与制度变迁之间的互动与依赖关系②；或从财政角度分析与比较探究财政和制度因素在不同县域医药卫生体制改革中的决定性作用③。可以看到，在县域医疗卫生组织模式选择的研究中，案例研究是识别模式选择影响要素的途径之一。

表3-1 县域医共体建设与发展的主要组织模式及其主要特点

地区	县域	政策实践形式	组织模式	主要特点
东部地区	XW	县镇一体化	管理型	以4家县级公立医院为龙头的乡镇卫生院相继挂牌成立。县直医院设置“基层分院管理办公室”和“基层分院财务和药品管理中心”
	QD	县级医疗集团	管理型	组建两大医疗管理集团，实行现代医院管理制度，加快实现“城乡一体化、资源集约化、管理同质化、发展均衡化”目标
	YX	县级总医院	管理型	以县医院、中医院为龙头，分上、下分别组建两个医联体，结成责任共担、利益共享、优势互补的紧密型的工作联盟、发展联盟

① ［美］罗伯特·K. 殷：《案例研究：设计与方法》，周海涛，史少杰，译，重庆大学出版社2017年版，第21页。

② 胡重明：《行动者、资源依赖与制度变迁——基于H医院管理体制变革案例的研究》，博士学位论文，复旦大学，2014年，第119页。

③ 王会川：《医改典型案例分析：医改中的进与退——财政角度透视医改方式的抉择》，《经济研究参考》2013年第52期。

续表

地区	县域	政策实践形式	组织模式	主要特点
中部地区	TC	县域医共体	一体化	以3所县级医院为牵头单位，分别与基层医疗机构签订结对协议，组建3个县域医共体。在医共体内部建立分工协作机制，推进分级诊疗
	CS	县域医共体	契约式	6所县级医院与7所基层医疗卫生机构组成县域医共体；另外3所基层医疗机构则与2所市级医院组成联合体
	YD	县域医共体	一体化	按照区域划分，组建了4个县级医院牵头，乡镇卫生院、村卫生室参与的县域医共体
西部地区	SL	县乡医疗卫生服务一体化	管理型	县人民医院“收编”了全县11所乡镇卫生院，人事、财务、业务实行统一管理。全县各乡镇卫生院作为县医院的派出机构，统一挂牌“SL县人民医院分院”
	YX	县乡医疗卫生服务一体化	管理型	县卫生局转变职能，将乡镇卫生院的管理权、经营权、人事权和分配权下放县人民医院，依托县人民医院对12所乡镇卫生院进行全托管，实行一体化管理
	HZ	县乡医疗卫生服务一体化	管理型	2016年，将全县21所乡镇卫生院整体划转给县人民医院（12所）和中医院（9所），成立县级医院分院，组建县域内医共体

资料来源：作者根据各级人民政府网、人民网等发布的相关文献整理而成。

本章节内容将以跨案例研究的形式探析县域医共体组织模式的差异化及其资源条件，对9个县域医共体建设与发展实况进行跨案例的综合分析。具体而言，以中国东、中、西三大区域9个县域在中央顶层设计出台前后县域医共体的基本建设情况为案例来源（以“差别复制”与“逐项复制”的法则弥补了单一案例研究方法概推性缺失等方面的不足，具体样本见表3-1），映射出中国县域医疗卫生组织模式选择的现实图景。据此分析中国县域医共体组建的制度成因、县域医共体组织模式选择的权力结构关系和内部结构设计等内容为下一章节县域医疗卫生组织模式选择理论命题的提出提供了多维分析视角。

根据案例研究要求，我们对样本案例进行了信效度检验。第一，信度。为了保证研究信度，作者首先撰写了案例研究草案，在多次讨论的基础上对案例研究草案进行反复修改；作者通过多种渠道收集数据信息，建立了案例研究资料库，以保证研究的可重复性。第二，建构效度。为了保证案例研究的建构效度，作者在对县域医共体组织模式类别进行基本划分的基础上，从制度建设、技术环境、权力结构关系与内在结构设计等多个方面对县域医共体政策实践差异化组织模式的影响因素进行整合分析，形成了一套成体系的研究指标，并收集了来自不同渠道的数据，通过整理数据资料形成证据链，最终编制案例研究报告草案，并将研究报告草案提供给主要的案例受访对象，通过受访对象的评估保证研究结论的建构效度。第三，外在效度。对于多案例研究，为了保证研究的外在效度，作者基于“逐项复制”的原则，利用反复、复制的方法将不同类型和不同实施地点的县域医共体作为案例分析单位。第四，内在效度。本章节将进一步分析影响县域医共体组织模式选择的关键要素，并对其进行总体性解释，对出现的其他影响要素进行竞争性解释，同时，尝试对县域医共体组织模式选择的影响因素及其相互作用关系进行深度解释，在理论与实践层面初步搭建因果联系框架。

在资料收集阶段，作者按照“三角论证”的基本准则对所获资料进行反复研判，以此开展跨案例比较分析。在资料整理阶段，作者从制度建设、权力结构关系、内部结构设计、技术环境等方面对研究对象进行整理，对制度建设、技术环境、权力结构关系与内部结构设计四个方面进行跨案例的总体性解释，并对可能出现的其他竞争性要素进行解释与说明。

第三节　县域医共体组织模式选择的总体性解释

整体而言，中国县域医共体组织模式变革呈现出如下三个方面的整体特征：其一，在分级诊疗制度建设和医疗联合体政策支持下，县域医共体的组建目标是建立分级诊疗制度，促进优质医疗卫生资源下沉基层，提升基层医疗卫生服务能力，保障基层人民群众的健康水平；其二，组建思路是以“一体化”“共同体”等政策新想法、新思路改变过去“碎片化”的医疗卫生服务方式，以“跨边界治理”“整体性治理”等新理念与县域医疗卫生服务整合新方法来整体提升县域医疗卫生服务能力；其三，主要组建模式是以县综合性医院、县中医院等县级医院为牵头单位，联合基层医疗卫生机构，建成以“人民健康”为中心的基层医疗卫生服务网络。尽管各地县域医共体政策实践有所差异，但是在制度建设、权力结构关系、内部结构设计、技术环境等方面的共性特征为分析中国县域医共体差异化组织模式选择提供了整合的分析视角。

一、制度建设：形塑县域医共体的基本模式选择

根据组织分析新制度主义的观点，县域医疗卫生组织模式选择更多地嵌入在分级诊疗制度建设和医疗联合体政策实践的行政环境中。在分级诊疗制度建设与医疗联合体政策支持下，中国县域医疗卫生组织模式发生了框架式整体性变革。同时，各地纷纷制定并研究出台实施方案及配套管理办法，为县域医疗卫生组织模式选择提供政策依据。在中国县域医疗卫生组织模式选择的过程中，本章节所提及的 9 个县域均在制度层面推进了本地县域医共体建设进程。资料显示，部分政策文件在组建县域医共体之前得以制定，成为组建县域医共体的先决性条件与外生性影响因素；部分政策文件在县域医共体组建进程中得以制定，构成组建县域医共体的重要方面与内生性影响因素。

一方面，按照《国务院办公厅关于推进分级诊疗制度建设的指导意见》《国务院办公厅关于推进医疗联合体建设和发展的指导意见》《乡镇卫生院管理办法（试行）》《村卫生室管理办法（试行）》，各省市县卫生行政主管部门加快制定本地分级诊疗制度建设与县域医共体建设和发展实施方案，补充相关配套制度，推进县域医共体组建进程。依据传统制度学派和组织学派观

点，制度和组织均是作为工具的存在，学者多将“制度”视作影响医疗卫生组织功能发挥的外生性因素，对制度建设与医疗卫生组织关系的研究多是重点关注制度设计将如何发挥医疗卫生组织的功能，这一论点生动地体现在本章节精选的 9 个县域的医共体政策实践进程中。如表 3-2 所示，这 9 个县域在组建县域医共体之前已完成相关制度建设与实施方案设计，各主要县域的医共体试点工作实施方案或医疗卫生服务县乡一体化改革实施方案明确指出县域医疗卫生服务改革目标是整合区域内资源、在区域范围内建设分级诊疗制度。

表 3-2　制度建设与县域医疗卫生组织模式选择

地区	制度建设与实施方案
XW	提交《市卫生管理县乡一体化改革工作的初步设想》，制定卫生院院长公开选聘制度、绩效考核制度、专家下沉制度、分级诊疗和双向转诊制度以及基本药物制度
QD	《关于推进医疗联合体建设的实施意见》《推进县级公立医院综合改革实施方案》《公立医院综合绩效考核办法（试行）》等
YX	《县级公立医院综合改革实施方案》《县总医院 县中医医院关于行风建设工作实施方案的通知》等
TC	《县域医疗服务共同体试点工作实施方案（试行）的通知》《县域医共体试点“基本作业”清单》《县域医共体试点运行绩效考核工作指导方案》《乡镇卫生院常见病门诊和住院诊疗规范》《村卫生室常见病门诊诊疗规范》等
CS	《建立医疗卫生服务联合体工作实施方案》，县北部医共体双向转诊工作制度等
YD	《关于进一步深化医药卫生体制改革先行先试实施方案》《城乡居民医保基金实行按人头付费预算管理总额控制支付方式改革的实施方案》等
SL	《医疗卫生服务县乡一体化改革实施方案》《县乡一体化管理双向转诊实施办法》、双向转诊制度、医学检查检验结果互认制度等
YX	《县乡村医疗服务一体化管理工作指导意见》《县乡村医疗服务一体化管理工作实施方案》等相关政策配套文件
HZ	建立医共体管理工作章程，统一行政、物资采购、财务预决算、绩效及医护质量管理等制度

资料来源：作者根据相关文本整理而成。

另一方面，县域医疗卫生组织场域中各行动者往往根据自身资源条件和制度建设状况采取“策略性应对”或“表面落实”或“模糊化运作”的应对举措，这不仅影响了县域医疗卫生组织的生存与发展空间，也影响了分级诊疗制度建设的实现程度，还影响了县域医共体政策实践进程中的可操作化模式选择。根据新制度学派的观点，制度建设不仅是组建县域医共体、发挥县域医疗卫生服务功能的外生性影响因素，还是其内生性影响要素。为了建设更加紧密合作的县域医共体，还必须变革现有的医院产权制度、医疗人事制度以及医药定价制度，进而形成利益共享、风险共担的县域医疗卫生服务共同体，这一论点同样体现在本章节精选的 9 个县域医共体政策实践进程中。通过进一步的资料分析，9 个县域为了进一步推进医疗卫生资源整合的改革进程，均制定了相应的政策文件；为了更好地推进更加符合本地实际需要的县域医共体建设，制定了更具规范性效力的双向转诊制度或《县乡一体化管理双向转诊实施办法》及其配套制度，相关制度与安排已然嵌入在各地县域医共体政策实践的建设进程中，进而推进了分级诊疗制度建设与县域医疗卫生服务组织之间的交流与互动。

以 SL 县为例，其医共体政策实践在较大程度上是制度结构与制度过程综合作用的结果。自 2014 年起，SL 县在没有顶层设计的情况下开始探索推进县域医疗卫生服务一体化改革，推进县乡医疗卫生服务主体间医疗卫生资源整合的改革进程。不可否认，在 SL 县医疗卫生服务整体性改革初期，县域主要医疗卫生服务机构的门诊费用均出现了“负增长”，这在一定程度上降低了各主要医疗卫生服务主体推进资源整合建设的积极性。为了回应县域医共体政策实践需要，SL 县党政“一把手”组织相关部门深入调查研究，并于 2016 年出台《SL 县深化医疗卫生服务县乡一体化改革实施方案》，推动了县乡医疗卫生服务整合建设与发展的指导意见与实施方案从“部门层面”上升到“政府层面”。随着改革的深入推进，各级政府及卫生行政主管部门完善制度建设，先后出台紧密相关政策文件，并完善相关配套制度建设（部分政策文件如表 3-3 所示），为本地县域医共体政策实践提供了相对规范的制度环境，以制度的结构性作用与过程性作用共同支撑 SL 县探索有限统一管理的县域医共体政策实践，推进县域医药卫生体制改革进程。

表 3-3　SL 县域医共体制度建设基本情况

层面	层级	份数	出台文件	出台时间
政府层面	省级	2	《广西加快推进医疗联合体建设和发展实施方案》	2017 年
			《广西壮族自治区人民政府办公厅关于全面推进紧密型县域医疗卫生共同体建设的实施意见》	2022 年
	市级	3	《N 市县乡医疗服务一体化管理工作实施方案》	2015 年
			《N 市建立完善分级诊疗制度实施方案》	2016 年
			《N 市深入推进医疗联合体建设实施方案》	2018 年
	县级	3	《SL 县医疗卫生服务县乡一体化改革实施方案》	2014 年
			《SL 县深化医疗卫生服务县乡一体化改革实施方案》	2016 年
			《SL 县医疗集团建设工作实施方案》	2019 年
部门层面	省级	2	《广西壮族自治区区域医疗联合体建设指导意见》	2015 年
			《广西壮族自治区推进县乡医疗服务一体化管理试点工作指导意见》	2016 年
	市级	1	《N 市区域医疗联合体建设实施方案》	2016 年

资料来源：作者根据各级政府及卫生行政部门官方信息整理而成。

此外，根据 jieba 库的中文分词功能与 wordcloud 库可视化处理（在程序编码环节，作者只呈现了频率在 10 以上的词眼）对政策实施所依据的政策文本分析发现，在以“医保基金”为利益纽带的县域医共体建设进程中，“医保”“服务”“基金”“考核”等词眼的出现频率较高，具体见图 3-2；以县乡医疗卫生服务主体之间的“有限统一管理”为核心的县域医共体建设进程中，“管理”“服务”“业务”“统一”等词眼的出现频率相对较高，具体见图 3-3；而自主探索的县域医共体建设主要关注“进修”“下派”等与医疗卫生业务指导相关的内容，具体见图 3-4。

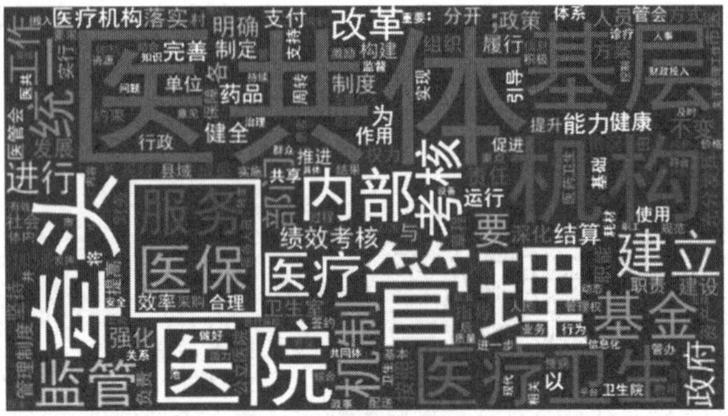

图 3-2　TC 市（一体化）政策分词可视化图

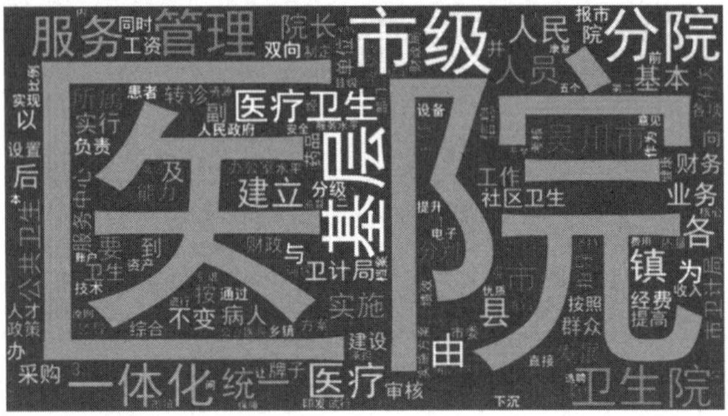

图 3-3　XW 市（管理型）政策分词可视化图

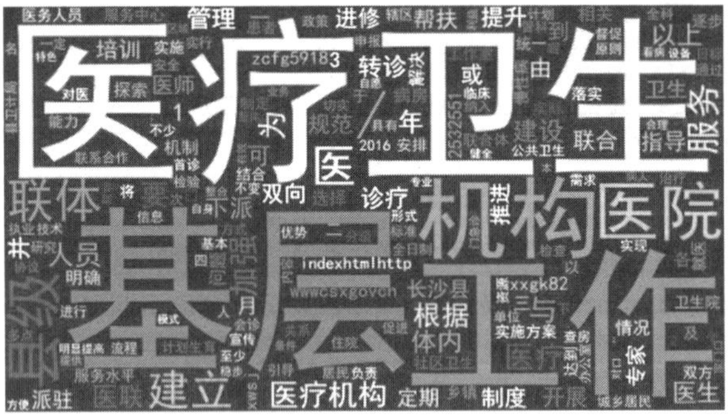

图 3-4　CS 县（契约式）政策分词可视化图

而根据进一步的分析处理呈现，关于县域医共体政策实践的关键要素（基层首诊、上下转诊、急慢分治、上下联动与治理结构、薪酬制度改革以及医保支付方式改革等内容）的出现频率也有差异，前四项基本要素在政策文本中的出现频率均较高，而后面三个词眼在政策文本中的出现频率较低，且地区间差异较大。在本章节所选样本县域医共体的政策文本中，TC市在人员编制、人员激励与医保支付方式改革方面作出了相对完善的探索，其他地区则相对探索不足。

总之，作者认为制度环境提供了县域医疗卫生服务整合体系建设及县域医共体组织模式选择的基本脉络，即，各主要试点县域与非试点县域或探索制度环境下医疗机构间的自行联合方式，或探索利益驱使下的竞争性联合，或探索合法性及效率要求下的规范性联合，或在不确定环境下进行模仿性联合。在分级诊疗制度条件下，县域医共体差异化组织模式选择是制度结构性作用与制度过程性作用的体现。在实地调查中发现，无论是以“医保基金”为利益纽带的一体化县域医共体建设，还是以“有限统一管理”为核心的管理型县域医共体建设，抑或以“业务帮扶”为链接的契约式县域医共体建设，都必须聚焦于县域范围内县级医院与乡镇卫生院医疗卫生服务能力提升，这是改革初始阶段各地突破“县域健康服务不足、服务效率低下”双重困境的现实路径选择。在实地调查中还发现，更为紧密的县域医共体组织模式需要适配更具规范性效力的制度环境，反之亦然。具体表现在，实施管理型组织模式的县域，如XW市（地级市）与SL县，其出台的政策文本的规制性要素与规范性要素总占比值相对要高；而推进契约式组织模式的县域，如CS县，其出台的政策文本的规制性要素与规范性要素的占比值相对要低。文本分析还发现，不同类型县域医共体政策文本的词频分析存在诸多相似的地方，如基层或分院的词频相对较高；政府（部分地区为卫计局、财政局等其他参与县域医共体建设的政府职能部门）在政策文本中的出现频率也较高等。这不仅是压力型体制下各地对基层首诊、上下转诊等分级诊疗制度目标的积极回应，更是县域医共体建设进程中变革政府体制机制的实际需要。上述分析反映出在制度建设不甚完备的条件下以政策文件背后所具有的政治势能和政策文本内容的行政规范性效力来推进县域医疗卫生服务整合政策进程的基本事实，也初步探析了县域医共体差异化组织模式选择的可能组合成因。也就是说，制度环境对县域医共体组织模式选择的影响力还与治理主体（主要指向政府及其职能部门）和其他主体之间的权力结构关系息息相关。为此，作者认为研究制度环境的建构效力须与其他关键影响要素一起进行组态分析，这是下一个章节需要进一步研究的内容。

二、权力结构关系：调整以政府为主要行动方的治理逻辑

为了应对趋于不可控的健康风险，全球健康治理理念发生了较大革新——由单一部门的治理发展为跨部门治理、由卫生系统治理发展为健康治理。在健康治理逻辑转换的背景下，以“政府”为主要行动方的权力结构关系必然发生调整，并将影响到县域医共体政策实践的整合进程。

其一，政府积极履行责任。首要做法是成立医改领导小组，并在一些地方探索由党政“一把手”担任医改领导小组组长，推进县域医共体建设的政策实践，这一做法充分体现了压力型体制背景下党政“一把手”在医药卫生体制改革进程中的重要推动力。以 YD 县为例，由县长担任医改领导小组组长和县级公立医院管理委员会主任，医改小组成员来自县卫生健康委员会（届时称作“县卫生计生委”）等相关部门。当然，政府积极履行责任的另一重要体现则是建立医疗卫生服务投入长效机制，为县域医疗卫生组织模式变革提供财政支持，这在很大程度上体现了“财政投入”对于各地县域医疗卫生组织模式变革的必要性。同时，认识到财政投入的非充分性，YD 县在县域医共体建设与发展中注重调整内部利益结构与平衡内部利益关系。可以看到，在逐年加大公立医院的财政投入的基础上，YD 县还改革了现有的人事薪酬制度，建立适应县域医共体政策实践需要的内在激励机制。

其二，政府创新管理办法。主要体现在督促成立了以组织人事部门、财政部门、卫生行政主管部门等为成员单位的公立医院管理委员会（以下简称“医管会”），由“医管会”负责县域医共体的运行；同时，县卫生行政主管部门转变职能，主要负责监督和管理县域医共体的标准化建设与规范化发展。依据 2018 年《国务院机构改革方案》，将人力资源和社会保障部（以下

简称“人社部”）的城镇职工和城镇居民基本医疗保险、生育保险职责，国家卫生和计划生育委员会（现国家卫生健康委员会）的新型农村合作医疗职责，国家发展和改革委员会的药品和医疗服务价格管理职责，民政部的医疗救助职责整合，组建国家医疗保障局，作为国务院直属机构。同样以 YD 县为例，YD 县“医管会”积极履行政府办医责任，此外，各主要试点县域推行由“县医疗保障部门”对医保基金管理与结算中心进行专项监管的策略。

其三，政府赋能社会，以多元主体共同参与的健康治理逻辑推进县域医疗卫生组织模式变革。以 XW 县乡一体化建设（这是政策话语，其实质是管理型县域医共体政策实践）为例，通过政策优惠鼓励社会医疗机构参与县域医疗卫生服务供给，并为其提供相应的行政支持，从而更好地鼓励社会医疗机构参与分级诊疗制度建设与县域医共体政策实践进程。

那么，在以“政府”为主要行动者的权力结构关系调整进程中，将如何定位政府角色呢？一种观点认为，政府应该放开管制，引导医疗卫生服务主体间形成真正的利益共同体。他们认为按照行政层级配置医疗卫生资源的现存医疗联合体（作者认为县域医共体是在医疗联合体政策框架下的政策实践，许多关于医疗联合体的认识与思考也能够用以分析县域医共体的基本特征）仅仅是一种散沙似的联盟，成员单位推进医疗卫生服务整合的意愿不足。为此，在优化医疗卫生资源配置、提升基层医疗卫生服务水平的基础上，应适时取消政府主导建设的医疗卫生服务联合模式[①][②]。另一种观点认为，建设医疗联合体必须加强政府监管，规范医疗卫生服务主体间的“结盟”行为。他们认为现存的医疗联合体实际上是医疗卫生服务主体间的相互利用，大型医疗机构之间的竞争格局弱化了医疗联合体的分级诊疗功能，为此，必须强化政府导向[③]。

---

① 黄显官等：《医联体模式及其发展的研究》，《卫生经济研究》2016 年第 3 期。

② 徐一华等：《利益相关者视角下的区域医疗联合体利弊分析》，《医学与哲学（B）》2015 年第 12 期。

③ 任飞：《完善区域纵向医联体建设的思考——基于制度理性选择框架》，《中国卫生政策研究》2016 年第 10 期。

尽管有所偏向，以上两种观点同时指向了政府在分级诊疗与医疗联合体建设与发展进程中的角色定位问题，前者强调放开政府管制，支持社会力量参与医疗卫生服务供给，后者则注重加强政府的引导与监控。随着医药卫生体制改革向纵深推进，新时代医改治理范式亟待从政府与市场的二元对立转向政府－市场－社会三者的互动协同[①]。学界和实务界也达成了基本的共识，必须考量医疗卫生行业的信息不对称等问题，突出“治理”的重要价值；同时，综合运用相关政策工具，推动分级诊疗政策目标的达成[②③]。

在国际社会整合医疗的实践进程中，整合医疗是市场机制的作用结果。即，整合医疗的兴起与发展是医疗卫生服务递送者对市场环境变化所作出的反应。区别于国际社会整合医疗的服务理念和实践，中国县域医共体多是在分级诊疗制度背景下以牵头单位（一般是县级医院）联合区域范围内成员单位承担分级诊疗任务的整合型医疗卫生服务网络。在压力型体制环境下，中国县域医共体政策实践在财政投入、人员编制规划等方面表现出较大程度的行政路径依赖，具体建设工作更多地依赖于地方行政手段，在政策引导与行业组织方面的探索不足。尽管政府、医疗卫生服务递送者与患者在健康改善方面的目标存在一致的可能性，三方治理主体在分级诊疗体系建设与县域医共体政策实践进程中的资源占有与行动取向差异却是既定事实。欲探究现阶段分级诊疗体系建设的权力结构关系，须更深入地分析分级诊疗体系建设中以“政府”为主要行动方的主体间关系[④]。

其一，政府是县域医疗卫生服务体系建设的重要责任主体。其中，卫生行政部门是协调相关部门推进分级诊疗体系建设的主管部门，其他职能部门需配合其做好相关工作。按照《国务院办公厅关于推进医疗联合体建设和发展的指导意见》的文件精神，各级政府支持医疗卫生服务递送者以人才共

---

① 顾昕：《新时代新医改公共治理的范式转型——从政府与市场的二元对立到政府-市场-社会的互动协同》，《武汉科技大学学报（社会科学版）》2018 年第 6 期。

② 胡善联：《医联体的新意义新内涵》，《中国卫生》2017 年第 4 期。

③ 高和荣：《健康治理与中国分级诊疗制度》，《公共管理学报》2017 年第 2 期。

④ 朱丽，刘丽杭：《分级诊疗体系建设动力机制与路径选择》，《广西民族大学学报（哲学社会科学版）》2019 年第 3 期。

享、技术支持、检查互认、处方流动、服务衔接为纽带建立利益平衡的自主性网络组织。然而，以行政层级配置医疗卫生资源的行政路径依赖特征致使分级诊疗制度建设成本较大[①]；同时，卫生行政主管部门协调其他相关部门的力量有限，分级诊疗政策制定、执行与反馈的协调和管理成本亦较大。2018年组建的卫生健康委员会与医疗保障部门较好地整合了过去分散在多个部门的职责任务，也在很大程度上降低了卫生健康委员会与医疗保障部门的协调成本，进一步理顺了医药卫生体制改革的行政体制机制，提高了各地县域医共体政策实践的积极性和可能性。

不可否认，尽管政府意在推动分级诊疗体系建设和县域医共体政策实践，但具体选择怎样的组织模式却是基于本区域现实境况的理性考量。一方面，县级政府在推进分级诊疗体系建设和县域医共体政策实践的进程中，需要考量上一级政府的政策支持情况，确保本地的分级诊疗体系建设和县域医共体政策实践与上级政策相衔接，形成政策合力；另一方面，县级政府还需要充分考量本地区的医疗卫生资源配置状况、人口结构特点、经济发展水平以及居民健康需求等关键因素，确保分级诊疗体系的建设能够真正破解人民群众的健康需求与不平衡不充分的基层医疗卫生服务供给之间的矛盾，这在很大程度上考验了县级政府的全域治理能力。

其二，医疗卫生服务递送者是承载分级诊疗体系建设的重要行动主体。根据分级诊疗的基本构想——基层首诊、上下转诊、急慢分治、上下联动等，乡镇村医疗卫生机构与县级医疗机构的功能定位不同，理应能够达成良序的分工与合作关系。然而，在压力型体制下，县域医疗卫生服务主体不仅要提供疾病治疗与疾病预防等基本医疗卫生服务，还要在有限的收益空间内确保医疗卫生服务机构的生存空间。县级医院、乡镇卫生院与村卫生室之间围绕患者、资金、人才等方面展开博弈，既存在合作又存在竞争。为此，基于特定的资源条件，县级医院与乡镇卫生院组成了形态各异的县域医共体组织模式。与此同时，医疗卫生服务递送者是否选择组建纵向合作的县域医共

① 朱恒鹏：《分级诊疗难形成根源在医疗不在医保》，《中国医疗保险》2017年第5期。

体，以及选择组建何种县域医共体组织模式在很大程度上受到政府决策行为与成员单位合作意向的双重影响。

其三，患者是分级诊疗体系建设的切身体验方。在后现代社会，健康风险趋于不可计量与不可控制，过去由医疗卫生服务主体单独递送服务、承担责任的服务模式正经历着重大的挑战，且随着疾病谱由急性传染性疾病向慢性非传染性疾病的转变，健康不仅是医疗卫生服务提供者的责任，还是医疗服务使用者重视与维护自身健康的结果。在政府支持多元社会力量递送多层次、多样化医疗卫生服务的制度背景下，如若分级诊疗制度建设与医疗联合体政策进程不能满足患者就医需求，患者可以选择不遵循基层首诊、上下转诊的行动策略①。基于以上认识，不仅需要建成以“人民健康”为中心的更高层次的医疗服务模式②，还要更多地重视患者信任需求与利益诉求在分级诊疗体系建设中的重要作用③。质言之，分级诊疗体系建设进程必须得到人民群众的信任与参与才能切实满足人民群众健康需求，提升人民群众的就医获得感。

总之，通过分析政府职能转变条件下政府、医院与患者在县域医共体政策实践中的相互作用关系可知，政府对患者利益诉求的考量与政府行动策略在很大程度上关系着县域医共体差异化组织模式选择；以“政府”为主要行动方的主体间关系是县域医共体差异化组织模式选择的重要考量。在具体实践中发现，在中央鼓励地方政府治理创新的行政环境下，地方政府尤其是县级政府更愿意推动更具创新特点、能够在全国范围内复制推广的县域医共体政策实践。我们还进一步发现，要推进更加紧密合作的县域医共体政策实践，往往涉及更加深层次的政府体制机制改革，这就需要跨部门的合作与协同，也就是更多地依赖于“整体性政府”在行政、财力等方面全方位的有力

① 宋之杰等：《分级诊疗制度下考虑患者偏好的医疗服务资源纵向整合研究》，《中国卫生政策研究》2018 年第 2 期。

② 王小万，刘丽杭：《“以病人为中心”医疗服务模式的理念与发展》，《医学与哲学》2002 年第 3 期。

③ 郭小聪，杨颂德：《患者在双向就诊政策运行中的就医选择》，《广西民族大学学报（哲学社会科学版）》2017 年第 1 期。

支撑。在此，我们进一步指出地方政府的外化控制程度与中国县域医共体差异化组织模式选择之间存在一定的相互作用关系，更加紧密的县域医共体政策实践往往适配更强的政府外化控制状况。当然，由于中国县域医共体政策实践的高度复杂性，作者认为这种作用关系不是单线条存在的，而是外化控制与其他影响因素共同作用于县域医共体差异化组织模式选择。

表 3-4　政府支持与县域医疗卫生组织模式选择

地区	政府支持	
	行政支持	财力支持
XW	县卫生局将加强与物价、医保等部门的协调，探索建立基层首诊、分级诊疗制度	2014 年公共财政预算中医疗卫生安排 14391.59 万元，主要用于公共卫生均等化配套，公立医院改革配套资金支出等
QD	成立了由市（县级市）委书记、市长担任双组长的医改工作领导小组，成立了以市委组织部、市委编办、市发展改革委等部门为成员的公立医院管委会	县财政补偿 20%因取消药品加成所带来的损失
YX	由党政“一把手”挂帅，成立医改领导小组，对本县医改负有领导责任；同时，成立公立医疗机构管理委员会，把原本分散在编办、药监等部门的相关职能归拢起来	实施世界银行贷款中国（福建）医疗卫生改革促进项目；县医改 5 年来在医疗卫生方面的支出达到 8.77 亿元，年均增幅 9.86%
TC	实行市（县级市）委书记、市长共担公立医院综合改革领导小组组长的“双组长”制	实施世界银行贷款中国（安徽）医疗卫生改革促进项目；同时，2016 年，县级市对医改的财政投入达到 2800 万元
CS	成立深化医药卫生体制改革领导小组。在县政府主管领导下，医共体管委会管理医共体运行	2017 年，县财政提供医改专项资金 7900 万元，并对医联体建设予以经费支持，其中县一医院、县中医院医联体建设的经费支持合计 75 万元
YD	县长担任医改领导小组组长和县级公立医院管理委员会主任，医改小组成员来自卫计委等部门。县医保部门对医保资金管理与结算中心进行专项监管	每年安排 5000 万元设立公立医院改革发展基金

续表

地区	政府支持	
	行政支持	财力支持
SL	在民建广西区委的协助和推动下，SL县召开医疗卫生县乡一体化改革动员大会，成立领导小组	县财政安排不低于1000万元/年的经费以更新县乡两级医疗机构基础设施、医疗设备
YX	县卫计局从直接管理转为行业管理。各相关职能部门对公立医院从综合管理转为以监督和指导服务为重点	省财政100万＋县地方财政＋自筹（县人民医院投入500多万元建成医院消毒供应中心和安全保障设施，投入410万元加强信息化建设）
HZ	加大政府投入力度、建立“三医”统管协调联动机制、建立全覆盖的紧密型医联体、实行院长年薪制、建立总会计师制和第三方绩效评估机制	县卫生计生局投入专项资金1000万元，建立县乡互联的分级诊疗信息系统；投入资金550万元为乡镇卫生院配备设备，建立远程会诊系统

资料来源：作者根据相关文本整理而成。

三、内部结构设计：确定县域医共体内部行为逻辑

在压力型体制下，县域卫生行政主管部门会做出建设分级诊疗体系、推进县域医共体政策实践、提升基层医疗卫生服务水平的行为选择。与此同时，县域医疗卫生服务主体不仅要提供疾病治疗与疾病预防等基本医疗卫生服务，还要在有限的收益空间内确保医疗卫生服务机构的生存空间。理论而言，构建县域内纵向分工合作、横向互补与有序竞争的新型农村三级医疗卫生服务网络将是县域医疗卫生服务主体的最优行为选择。一方面，以县域医共体办公室为衔接，加强县乡村一体化建设，形成纵向分工合作的组织形态；另一方面，在县域内成立多个医共体，扩大县域居民的就医选择空间，强化县域医共体各成员单位的竞争意识。现实情况是，在县域医共体的快速推广建设进程中，各成员单位的行政隶属关系不变，主要的财政补偿政策和政府投入方式不变。基于以上制度安排，主要处理疑难杂症的县级医院及其医务人员将难以承受因县域医共体建设所带来的繁重的医疗任务，也将收获

较低的服务成就感；乡镇卫生院不仅需要负责农村基本公共卫生服务，承担常见病、多发病的门诊和住院诊治，还将承担起上下转诊的枢纽功能，相应的责任也很沉重；村卫生室主要负责农村常见病、多发病的一般诊治、急重病人的初级救护、及时转诊与家庭康复指导等。在县域医共体政策实践初期发现，村卫生室承担的任务是基础性的，且其功能更多是乡镇卫生院的功能延伸，未能充分发挥“健康守门人”的作用。

为了破除压力型体制下行政干预的影响，强化县级医院与乡镇卫生院之间的机制建设，本小节尝试将基层人民政府（本书主要指县人民政府、乡镇政府及县卫生行政管理部门）作为环境因素进行考量，重点考察县级医院与乡镇卫生院之间的博弈关系。

（一）县级医院与乡镇卫生院之间的动态博弈

当前，建设与发展县域医共体主要通过在县级医院设置医共体办公室或者理事会以制定共同体章程，管理县域医共体的具体事宜。然而，县域医共体内各成员单位的机构设置和行政隶属关系不变，财政补偿政策和政府投入方式不变，在这样的制度安排下，如果没有科学的利益分配与风险分担机制，经常处理疑难杂症的县级医院及其医务人员将难以承受繁重的医疗任务，也将收获较低的医疗服务成就感。乡镇卫生院作为农村三级医疗卫生服务体系的枢纽，不仅需要负责农村基本公共卫生服务，还承担着常见病、多发病的门诊和住院诊治工作，其肩负的基本医疗卫生服务任务也很沉重。可以假定，县级医院根据乡镇卫生院的具体情况在严格落实与表面落实之间进行行为选择，乡镇卫生院的行为选择也受到县级医院行动策略的影响。

在分级诊疗制度建设与县域医共体的利好政策环境下，县级医院有动力参与县域医共体建设，并严格落实共同体章程，同时考虑到建设与发展县域医共体的实施成本，县级医院有可能采取表面落实的策略，假设县级医院采取严格落实策略的概率为 a，$a \in [0, 1]$。乡镇卫生院作为县域医共体建设中的重要主体，较少参与县域医共体共同体章程的制定，基于县级医院的行动选择严格落实或表面落实策略，设乡镇卫生院采取严格落实策略的概率为 b，$b \in [0, 1]$。由于责任与利益的不一致，产生动态博弈模型。县级医院与乡镇卫生院的收益矩阵如表 3-5 所示。

表 3-5　县级医院和乡镇卫生院的收益矩阵

		县级医院	
		严格落实 a	表面落实 $1-a$
乡镇卫生院	严格落实 b	$G_M+\lambda_1 V_R-C_{A0}, \lambda_2 V_R+V_g-C_{B0}$	$\delta G_M+\lambda_1 V_r-\eta C_g, \lambda_2 V_r+V_g-C_{B0}$
	表面落实 $1-b$	$G_M+\lambda_1 V_r-C_{A0}, \lambda_2 V_r+\theta V_g$	$\delta G_M+\lambda_1 V_r-\eta C_g, \lambda_2 V_r+\theta V_g$

注：本表根据县乡医疗卫生服务主体的收益矩阵分析而制成。

（1）当县级医院严格落实共同体章程且乡镇卫生院也采取严格落实策略时，县级医院将获得地方政府支持县域医共体建设的政策激励或财政转移支付 G_M，以 $\lambda_1(\lambda_1+\lambda_2+\lambda_3=1)$ 的比例占有剩余医保经费与公共卫生经费 V_R 的支配权，并将承担支持基层医疗卫生服务能力提升的成本 C_{A0}；乡镇卫生院以 λ_2 的比例获得对 V_R 的支配权，并通过提供健康教育、计划免疫、传染病防治、慢性病管理等国家基本公共卫生服务项目获得基本公共卫生经费 V_g。此时，乡镇卫生院还要为转诊服务承担额外的管理成本 C_{B0}。

（2）当县级医院采取严格落实策略但乡镇卫生院采取表面落实策略时，县级医院将获得地方政府支持县域医共体建设的政策激励或财政转移支付 G_M，以 λ_1 的比例占有 V_r（在县域医共体建设进程中，只要县级医院或者乡镇卫生院采取表面落实策略，就有可能透支医保基金和基本公共卫生服务经费。因此，可以判定 $V_r < V_R$）的支配权，并将承担支持基层医疗卫生服务能力提升的成本 C_{A0}；乡镇卫生院以 λ_2 的比例获得对 V_r 的支配权外，还以 θ 的概率获得基本公共卫生经费 V_g。此时，由于乡镇卫生院采取表面落实策略，其为转诊服务承担的管理成本可以忽略不计。

（3）当县级医院采取表面落实策略但乡镇卫生院采取严格落实策略时，县级医院以 δ 的概率获得政策激励或财政转移支付 G_M，此时，县级医院以 λ_1 的比例占有 V_r 的支配权，但将以 η 的概率承担因地方政府审查所造成的

政策损失 C_g；乡镇卫生院以 λ_2 的比例获得对 V_r 的支配权外，还通过提供健康教育、计划免疫、传染病防治、慢性病管理等国家基本公共卫生服务项目获得基本公共卫生经费 V_g。此时，乡镇卫生院还要为转诊服务承担额外的管理成本 C_{B0}。

(4) 当县级医院与乡镇卫生院均采取表面落实策略时，县级医院以 δ 的概率获得政策激励或财政转移支付 G_M，此时，县级医院以 λ_1 的比例占有 V_r 的支配权，但将以 η 的概率承担因地方政府审查所造成的政策损失 C_g；乡镇卫生院以 λ_2 的比例获得对 V_r 的支配权外，还以 θ 的概率获得基本公共卫生经费 V_g。此时，乡镇卫生院为转诊服务承担的管理成本可以忽略不计。

根据县级医院与乡镇卫生院的收益矩阵可知，当县级医院优先进行策略选择时，不妨假定乡镇卫生院严格遵循共同体章程的概率为 b，县级医院选择严格落实与表面落实策略的期望收益分别如下：

$$\begin{cases} E(\text{严格落实}) = b(G_M + \lambda_1 V_R - C_{A0}) + (1-b)(G_M + \lambda_1 V_r - C_{A0}) \\ E(\text{表面落实}) = b(\delta G_M + \lambda_1 V_r - \eta C_g) + (1-b)(\delta G_M + \lambda_1 V_r - \eta C_g) \end{cases}$$

公式(1)

不妨令 $E(\text{严格落实}) = E(\text{表面落实})$，得到乡镇卫生院选择严格落实策略的概率临界值为 $b_0 = [(C_{A0} - \eta C_g) - (1-\delta) G_M] / \lambda_1 (V_R - V_r)$。即如果乡镇卫生院选择严格落实的概率小于 b_0，意味着县级医院选择表面落实是最优策略；如果乡镇卫生院选择严格落实的概率大于 b_0，意味着县级医院选择严格落实行为是最优策略。由式子 b_0 可知，县级医院选择严格落实策略与支持基层医疗卫生机构服务水平提升的投入成本、获得政策投入的概率成正比，与政策激励、政府审查的政策损失、县级医院占有分配比例以及严格落实与表面落实所剩医保经费的差值成反比。

正如上文分析指出，县级医院凭借其在诊疗设备、医疗卫生服务水平等方面的优势有着相对于乡镇卫生院的策略选择优势，同时，各地正在积极探索对乡镇卫生院的人员、财务、业务等内容实行“统一领导、集中管理”的财务管理体制。因此，在这里我们不讨论乡镇卫生院进行优先策略选择的情形。

（二）县级医院与乡镇卫生院动态博弈的深度解释

本节作者以“医保基金”为纽带的县域医共体建设为例，分析了县级医院与乡镇卫生院之间的动态博弈特征，研究发现了县级医院与乡镇卫生院选择严格落实策略的优先级与政府的投入成反比。这意味着，如果医保支付方式、绩效考核标准等未能有效激励县级医院和乡镇卫生院严格落实政策，那么，即使政府加大投入力度也难以真正达成分级诊疗体系建设和县域医共体政策实践的制度目标。这一认识似乎与分级诊疗制度建设和县域医共体建设政策背景下各级政府加大财政投入力度的政策实践不一致，却恰好印证了本书的初始判断——县级医院与乡镇卫生院之间的内在行为机制是县域医共体建设与发展的关键要素。基于本节内容的分析，作者认为在以“医保基金”为纽带的县域医共体政策实践中，应更多地关注内部作用机制的建立和完善。当然，中国县域医共体政策实践存在着不同的组织模式选择，本小节主要分析了那些获得剩余医保经费与公共卫生经费的支配权的县域医共体政策实践，用以透视县域医共体内部结构设计的重要性。

事实上，分级诊疗与县域医共体建设的主要目标之一便是提升基层医疗卫生服务水平、增进基层人民群众对优质医疗卫生资源的可及性。建设与发展县域医共体不仅要发挥县级医院在县域医共体建设和发展中的牵头作用，也要发挥乡镇卫生院在县域医共体建设中所承担的承上启下的枢纽性作用，更要充分利用村卫生室在初级卫生保健中的“健康守门人”的作用。为了厘清县域医共体政策下县级医院与乡镇卫生院的行为逻辑，需要进一步辨别不同组织模式选择的县域医共体成员单位的“集权化”状况，以此透视县域医共体成员单位间的交互作用关系。

四、技术环境：支撑分级诊疗制度目标

现代信息技术影响着医疗卫生组织内部及组织间的信息处理方式，成为

县乡医疗卫生机构整合创新的技术动因，为组建县域医共体、确定县域医共体组织模式选择提供了技术支持。具体而言，技术环境的作用主要表现在如下两个方面：一方面，现代信息技术增进了县级医院与乡镇卫生院的相互依赖关系与互动程度。这是因为信息技术是一种内生性要素，信息技术的进步能够让处于不同地理位置却共享着生产过程的机构间更容易地建立组织间或组织内的网络关系[①]。现代分子医学、影像技术以及互联网的飞速发展，促进了“精准医疗”的出现，推进县级医院、乡镇卫生院与村卫生室主要功能的精确定位、病种目录的合理划分、利益共享与责任共担，不仅使得县级医院与乡镇卫生院之间能够更紧密地建立组织间或组织内的网络关系，而且使得这种紧密型网络关系能够更好地服务于分级诊疗的制度目标。另一方面，尽管信息技术有着上述诸多优势，但固有的组织结构、制度安排影响着信息技术在县域医疗卫生组织模式变革进程中的使用效果。诚然，官僚机构在使用信息技术时绝不触动那些更深层面的结构和程序，比如说，权力关系、政治关系和监督程序。从既有资料来看，中国县域医共体多是由地方政府主导建设的，而且在组织形态各异的县域医共体组建进程中保留了各级医疗卫生服务主体的独立法人地位，维持了原有的行政建制、资金投入渠道等，一定程度上影响了县域医共体的紧密程度与发展态势。

如表 3-6 所示，本章节所引大部分县域都在推进区域影像、检验、心电以及病理等中心建设，以信息化建设推进县域人民群众的就医获得感；同时，区域影像、检验、心电以及病理等中心的建立在一定程度上促进了更为紧密的县域医共体建设进程。然而，不可否认的是，区域影像、检验、心电以及病理等中心在县乡医疗机构间实现投入使用和检验结果互认是一个涉及多个权力主体结构关系的行动过程，不同行动主体的路径依赖与作用大小在较大程度上影响着县域医共体政策实践的行动取向。也就是说，现代信息技

---

① 韩啸：《信息技术、组织结构和制度安排何以让虚拟政府成为可能？——评〈构建虚拟政府：信息技术与制度创新〉》，《公共管理评论》2017 年第 1 期。

术唯有与组织结构、制度安排共同作用于卫生行政主管部门的内部管理、管理部门与医疗卫生机构的互动，方能推动建成更具整合意义的县域医共体。据此，本研究指出，现代信息技术为县域医疗卫生服务体系整合及县域医共体模式选择提供了技术支撑环境。同时，技术环境对县域医共体政策实践的影响也在较大程度上依赖于县域医共体具体组织形态的选择。为此，在建立健康信息平台的进程中，需要更多考虑利益相关者的核心关切，在权力结构关系调整的基础上建立现代信息技术支撑系统。

表 3-6　技术环境与县域医疗卫生组织模式选择

县域	技术环境
XW	加强医院信息系统建设，开展远程诊疗，实现互联互通和信息共享全覆盖
QD	基层医院与龙头医院之间的远程会诊中心、远程教育中心、影像中心等全面启用，实现了远程心电、远程超声等诊疗服务
YX	建立基卫系统检验、电子病历、心电、影像、远程诊断等信息子系统，实现县域医疗服务信息互联互通
TC	建立起区域 HIS、影像、检验、心电、病历等五大中心，实现医共体内部信息互通、检查结果互认
YD	建立一个涵盖医药、医疗、医保、健康服务和政府监管的平台，同时建立区域 HIS、影像、检验、心电、病理等五大中心
SL	建立市级区域影像诊断中心，实现 SL 县乡镇卫生院、县级医院与市三级医院影像诊断资料互联互通、资源共享
YX	整合县级公立医院和各乡（镇）卫生院信息系统，设立区域影像、心电、检验和病理中心，实现县乡网络门诊、远程会诊、电子病历共享
HZ	数字化移动查房、移动护理、床旁结算、手机预约挂号、检验结果等，为群众提供随时化、随地化、随身化服务

资料来源：作者根据相关文本整理而成。本表呈现的是县域医共体政策伊始各样本县域的技术环境（注：因在进行数据统计时，CS 相关系统正在试运行中，本表并未额外说明）。

第四节　其他竞争性解释

在总体性解释部分，本章节已经对县域医共体差异化组织模式选择的主要影响因素形成了一个整体认识。当然，从国际社会的实践来看，县域医共体组织模式选择的影响因素多元复杂，还包括组织的正式化程度、县域医疗卫生服务递送主体的主要负责人在政策实践中的管理经验与威望、县级卫生行政主管部门领导以及分管医药卫生体制改革的领导等人员的管理经验与威望等等。诚如文献综述部分所指出，正式化程度是治理结构的重要方面，构成县域医共体组织模式选择的竞争性解释之一。但是，在我们的考察中，无论是紧密型县域医共体还是松散型县域医共体，均是在压力型体制环境下以一系列规章制度为行动依据的政策实践。从这个视角而言，研究者认为“正式化”已然嵌入县域医共体政策实践的制度环境中，构成了县域医共体差异化组织模式选择的内生性制度成因。与此同时，我国县级公立医院均是“政府举办”的带有公益性质的事业单位，较难从“正式化”这个层面对县域医共体差异化模式选择的影响因素进行区别化刻画与分析。为此，在下一章节的定性比较分析中，作者将仅从政府外化控制状况与牵头医院对成员组织的集权化程度两个方面对治理结构层面的作用效力进行刻画与分析。

组织领导的管理经验与威望也是影响县域医共体组织模式选择的另一重要因素。然而，组织领导的管理经验与威望是一个更为微观的视角，且其作用力在一定程度上反映在一定的权力结构关系与利益结构关系中。一方面，县域医疗卫生服务主体的组织领导的管理经验与威望集中反映在牵头医院对成员组织的集权化程度等方面，例如，如果县级医院主要领导的管理经验丰富且威望较高，则较为容易利用自身的领导力、号召力将县域范围内的乡镇卫生院纳入统一管理进程中。另一方面，县级卫生行政主管部门领导的管理经验与威望也部分地反映在政府对医共体的外化控制程度等方面，能够营造县域医药卫生体制改革及县域医共体政策实践的“势”，为县域医共体政策实践提供更多的行政和财力支持。在县域医共体政策实践进程中，卫生行政管理部门主要负责人需要建立对县域医药卫生体制改革的准确认知，更加充分考量本县域医疗卫生事业发展不平衡、不充分的实际情况，有效整合政府、医疗卫生机构、社会组织等多方资源，形成推进县域医共体政策实践合力，推进卫生“部门治理”向“健康治理”转变。如果县级卫生行政主管部门领导的管理经验与威望较高，能够更为顺利地推动县域医共体政策实践，代表政府各个部门的“重要治理措施政策”经过“筛选”在县级层面的“汇合”，也就是推动“卫生部门治理”向“健康治理”转变。

此外，调查统计发现，尽管东中西 3 大区域 9 个县域的社会经济条件差异明显，在分级诊疗制度压力下，县域间社会经济条件的差异性并不构成县域医疗卫生服务主体的组织模式选择的直接影响因素，而且经济社会条件的差异性和政策、组织等制度资源的差异性一样，已然内化于医疗卫生服务主体的行动中，并在医疗卫生服务递送过程中以“服务资源”和“技术资源”的差异化配置情况体现出来。事实上，在压力型体制下，以“政府”为主要行动方的权力结构关系、以县级医院为“牵头单位”的共同体行动在较大程度上影响着县域医共体差异化组织模式选择，并在一定的资源条件下通过与制度环境的持续互动作用于县域医共体组织模式选择的动态调整。

综上，本书通过对关键要素进行总体性解释与对其他竞争性要素进行进一步的解释发现，技术环境必须通过影响权力结构关系方能实质性地影响到县域医共体差异化组织模式选择，因此，将不构成本书分析的重要方面。此外，县域医共体的正式化程度已经反映在分级诊疗制度的内生性影响方面，组织领导的管理与威望是更为微观的分析内容，不仅体现在牵头医院对成员组织的集权化方面，也体现在政府对医共体的外化控制层面。为此，本书将不单独考虑正式化程度、组织领导的管理经验与威望等这些竞争性解释对县域医共体政策实践的可能影响。在压力型体制环境下，制度要素、权力结构关系、内部结构设计将在一定程度上反映县域医共体差异化组织模式选择的核心影响因素。其中，制度环境为县域医共体组织模式变革提供了选择空间，制度要素以其结构性作用和过程性作用共同影响县域医共体差异化组织模式选择；以“政府”为主体的权力结构关系和牵头医院对成员组织的集权化所建构的内部结构设计共同构成了县域医共体政策实践的“治理结构”。当然，根据资源依赖理论的考察，县乡医疗卫生服务主体之间在资源占有方面的差异明显，县级医院通常拥有更为先进的医疗设备、更高素质的卫生技术人员等，这是影响各地县域医共体差异化组织模式选择的基础性条件。但由于本章节是以“县域医共体”而不是“特定医共体”为分析对象，对资源占有差异性的分析将在下一章节的定性比较分析中展开。

第五节　本章小结

中国县域医疗卫生组织模式变革的制度环境因素与组织模式变革的内生性因素促成了县域医共体组织模式选择的结构性趋同与多样化发展。同时，各省区市的政策支持、行政支持、资金支持、技术支持的差异性进一步推动了县域医共体组织模式的多样态选择。分级诊疗制度环境下县域医疗卫生服务机构间自行联合与行政指导下的强行联合均是推进县域医疗卫生组织模式变革的重要途径，是分级诊疗制度框架下政府、不同层级医疗卫生机构等多元主体持续互动的结果。

第一，制度环境影响县域医共体组织模式变革的选择逻辑。一般来说，在压力型体制环境下，县域医共体建设更多地依赖于地方行政手段，在政策引导与行业组织方面的探索相对不足，且往往利用手段进行“制度变通”，组成具有明确目标而落地形式多样的县域医共体。与之相异，制度环境下医疗卫生机构间自行联合的县域医共体建设则更多地考察了组织的目标、需求和利益等，不仅展现了形态各异的组建形式，也体现了共同体成员之间利益共享、责任共担的基本特征。

第二，行政压力下的强制性联合构成现阶段县域医共体建设的主要方式，卫生行政主管部门及相关职能部门的外化控制状况在不同程度上影响着县域医共体差异化组织模式选择。分级诊疗制度建设及其配套管理办法有力地推进了基层首诊、上下转诊、急慢分治、上下联动的分级诊疗体系建设进程，促使医疗卫生服务模式由以“治病”为中心向以“人民健康”为中心的转变。然而，由于县域医共体内部利益分配与风险分担机制失衡，县域主要医疗卫生服务机构缺少推进基层首诊、上下转诊的内在动力，在一些试点县出现了行政压力下的强制性联合，具体表现在，作为县级综合医院改革试点县，在县委、县政府的领导下，县卫生行政主管部门（届时称作县卫生计生委）转变职能，引导县级医院采取“收编”“全托管”或“成立分院”的组织形式，推进各地各种组织形态的县域医共体政策实践进程。

第三，在我国县域医共体政策试点进程中，有必要重点厘清县级医院与乡镇卫生院的内在行为选择逻辑，在利益平衡与风险分担的基础上选择适宜的组织模式。基于以行动者为中心的制度主义的观点，行动主体特征、行动主体利益格局和行动主体间互动影响着政策走向。在县域医共体政策实践中，县级医院是牵头医院，其行动策略选择在很大程度上影响着县域医共体政策实践进程。如果县级医院以自身利益最大化为出发点，很容易利用医疗卫生领域的“信息不对称”达成“治病挣钱”的目标，也就难以调动乡镇卫生院、村卫生室作为“健康守门人”参与县域医共体建设的积极性，难以建成真正意义上的县域医共体，即在普遍承认与包容县乡医疗卫生组织间差异性基础上寻求利益关系协调、责任共担的联合类组织形态。如果县级医院能够从全域范围内考量人民群众健康需求与医疗卫生资源配置之间的矛盾，以乡村医疗卫生服务能力提升为突破口，建立健全以“疾病预防”为导向的健康服务模式，则能够更好地遵循“分级诊疗”的诊疗规范，最大限度地提升人民群众的就医获得感。

第四，技术环境为差异化组织模式选择提供基础条件，但现代信息技术唯有与组织结构、制度安排共同作用于卫生行政主管部门的内部管理活动及管理部门与医院的互动，方能推动建成具有整合意义的县域医共体。质言之，基于现代信息技术的“虚拟整合”可以服务于紧密型县域医共体建设进程，也可以服务于松散型县域医共体建设进程。尽管“虚拟整合”已经成为各地县域医共体政策实践较多采用的整合方式之一，但其必然是建立在组织重构的基础之上的。为此，本书将不单独分析技术环境对县域医共体差异化组织模式选择的影响。

综上，制度要素以其结构性作用和过程性作用共同影响县域医共体差异化组织模式选择；以“政府”为主体的权力结构关系和牵头医院对成员组织的集权化所建构的内部结构设计共同构成了县域医共体政策实践的“治理结构”，构成了县域医共体差异化组织模式选择的核心影响因素。在下一章节，作者将在实证检验基础上厘清县域医共体差异化组织模式选择的影响因素及其相互作用关系，从而探究压力型体制环境下中国县域医共体差异化组织模式选择的组态作用路径。

第四章　县域医共体组织模式选择的组态作用路径：模糊集定性比较分析

在前一章节分析的基础上，本书已经识别出了县域医共体组织模式选择的关键影响因素，但没有对不同组织模式选择的作用机制进行精细化的刻画。为此，本章节内容将运用模糊集定性比较分析方法（Fuzzy-Set Qualitative Comparative Analysis，简称为“fsQCA”），深入探究资源异质性、治理结构（包括外化控制与集权化）及制度规范性作用等前因条件（影响因素）在县域医共体差异化组织模式选择中的组态作用关系。结果发现，外化控制与集权化是以“人财物”的有限统一管理为核心的管理型组织模式选择的必要条件；以“医保基金”为利益纽带的一体化组织模式与低资源异质性、弱外化控制、高集权化及强规范性作用相适配；以“业务”为联结的契约式组织模式选择则是弱外化控制、低集权化及弱规范性的组合作用结果。上述结论不仅揭示了县域医共体差异化组织模式选择的内在作用机理，较为精细地刻画了县域医共体政策实践差异化组织模式选择的现实图景，更有力地证实了压力型体制环境下分类推进县域医共体政策实践进程的必要性与可行性，具有重要的理论价值与实践指导意义。

第一节　县域医共体组织模式选择的前因条件

结合理论考察所得观点与第三章对县域医共体差异化组织模式选择影响

因素的识别，本小节将刻画影响县域医共体差异化组织模式选择的形成机制及其作用条件（变量），为标度与计算提供基础。为了满足理论解释的简约性要求，我们将选择那些符合县域医共体政策实践情况的前因条件进行必要性与充分性分析。

一、资源异质性

本章将首先解析压力型体制环境下县域医共体成员间资源异质性与县域医共体组织模式选择的关系。通过文献整理可知，各地县域医共体政策实践进程中起关键作用的资源不仅包括使医疗卫生服务主体产生持续性互动的制度资源、政策资源以及组织资源，还包括医疗卫生服务主体所拥有的服务资源与技术资源等[①][②]。鉴于制度资源、政策资源与组织资源的复杂性（与制度环境的内涵外延存在重叠）与难以刻画的双重特征，且作者认为作用于医疗卫生服务资源整合进程的制度资源、政策资源以及组织资源已然内化于医疗卫生服务主体的行动中，并以服务资源与技术资源的形式呈现出来，从服务资源与技术资源两个方面来刻画资源条件具有研究的必要性与可行性。为此，本章将首先从服务资源与技术资源这两个方面对县域医共体成员间资源异质性进行综合分析（见表4-1）。

表4-1　资源异质性分析维度及解释说明

	维　度	说　明	指标选取
按照分级诊疗功能定位，县级医院主要负责治疗、乡镇卫生院（含村卫生室）主要负责预防保健	服务资源	主要包括预防、治疗、康复保健服务	病床数、医师数（执业医师、助理执业医师）
	技术资源	主要指医疗设备异质性，主要包括医学检验、医学影像、病理、药剂和输血方面的设备	电脑断层扫描、核磁共振、化验等医疗设备

资料来源：作者根据相关文本整理而成。

① 匡莉，甘远洪，吴颖芳：《"纵向整合"的医疗服务提供体系及其整合机制研究》，《中国卫生事业管理》2012年第8期。

② 杨肖光，马晓静，代涛：《公立医院与基层医疗卫生机构分工协作影响因素研究——基于定性比较分析方法》，《中国卫生政策研究》2013年第8期。

二、治理结构的两个层面

在健康网络共建、健康效益共享的逻辑框架下，政府、社会与医疗卫生服务主体所构成的权力结构关系不仅影响医药卫生体制改革的目标指向，还影响着内部结构的具体设计，需要从内、外两个层面分析其权力结构关系。当然，尽管“正式化”测量维度是治理结构的重要方面，但诚如上一个章节所述，正式化与制度环境的内涵外延存在一定程度的重叠，已经构成了分级诊疗制度的内生性影响。而且，在压力型体制环境下，政府对县域医共体的外化控制状态与牵头医院的集权化程度能够较为全面地刻画县域医共体治理结构。一是县人民政府及县卫生行政主管部门在转变政府职能、加强监督管理等方面的管控能力与县域医共体在人事、财务、设备采购等方面自主权之间的制衡关系。二是内部成员组织在集体决策中发言权、表决权等方面的平衡状况。这是因为县域医疗卫生服务主体间在服务资源与技术资源方面的依赖关系产生了其他组织对特定组织的外化控制，从而形成了特定的权力结构关系。为此，作者认为，可以从“外化控制”与“集权化”两个分析层面来对治理结构在县域医共体组织模式选择进程中的作用进行解读。如图 4-1 所示。

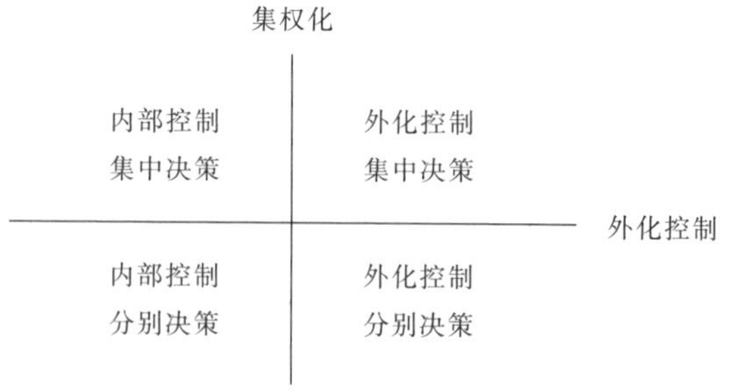

图 4-1　治理结构分析维度

三、制度要素及其规范性作用

如上文所述，县域医共体组织模式选择是医疗卫生服务主体与制度环境互动的结果。制度环境为组织行为提供一定的选择脉络，并在与组织持续互动中影响组织模式变革进程，且医院这样高度依赖于制度资源和技术条件的复杂组织必须回应制度环境需求。从制度结构层面而言，制度从规制、规范和文化-认知这三个维度影响着中国县域医疗卫生服务整合进程。在“健康中国”战略与分级诊疗制度环境下，县域医疗卫生服务整合进程所依据政策文件的规制性、规范性与文化-认知性要素特征共同促进组织场域的形成，并不断平衡政府权威与医疗卫生机构自主性之间的关系。这一制度结构性作用呈现于县域医疗卫生服务整合的政策进程中，并使医共体呈现出“结构性趋同”与“多样化发展”并存的组织特征。

依据制度主义的观点，不同组织间或因利益驱使形成竞争性联合，或在不确定环境下进行模仿性联合，或为达成合法性及效率要求发生规范性联合，形成形态各异的联合类组织形态①。一般而言，制度规范能够促进参与者有效地结合，追求共同分享的目标；同时，制度对组织行为产生的规范性作用要比那些制度不存在的地方大得多，且不同的制度对组织行为有着不同的规范要求②。我们在调查中发现，更为紧密的县域医共体建设将触动县乡医疗卫生服务主体管理权的归属问题，需要适配更为规范的制度环境，且制度环境对县域医共体差异化组织模式选择的作用会以“资源条件”的基础性效力与治理结构的架构性效能显现。

需要注意的是，根据《紧密型县域医疗卫生共同体建设评判标准和监测指标体系（试行）》要求，无论是契约式组织模式，或是一体化组织模式，还是管理型组织模式的县域医共体政策实践，均是紧密型县域医共体政策框架内的行动选择，回应了紧密型县域医共体建设和发展的政策要求。其中，契约式组织模式侧重于建设服务共同体，一体化组织模式侧重于建设利益共同体，管理型组织模式侧重于建设管理共同体。同时，根据第一章节对模式

① Beckert J. “Institutional Isomorphism Revisited: Convergence and Divergence in Institutional Change.” *Sociological Theory*, Vol. 28, No. 2, June 2010, pp. 150-166.

② ［美］B. 盖伊·彼得斯：《政治科学中的制度理论：新制度主义（第三版）》，王向民，段红伟，译，上海人民出版社2016年版，第25页。

类别的划分，一体化组织模式和管理型组织模式都触及政府体制机制改革，也需要对成员单位资源的重新配置和整合，故在本章节中，一体化组织模式和管理型组织模式都被定义为更高层次的整合模式。

在分级诊疗制度环境与医疗联合体政策环境下，县域医共体历经系统性的变革进程，并在异质性资源条件与差异化治理结构下呈现出多元化的组织样态。本章的理论框架包括资源条件、治理结构（外化控制与集权化）及制度环境，必须综合分析这些基本条件对县域医共体组织模式选择的影响。作者认为可以从资源异质性、外化控制、集权化以及制度环境的规制性效力四个条件变量以及相互作用关系来分析影响县域医共体差异化组织模式选择的组态作用路径。为了检验条件变量之间的相互作用关系，作者以如下 4 点基本假设来假定本章的基本关系模型。

假设 1：成员组织之间的资源异质性越大，会越倾向于选择更高整合层次的组织模式，反之亦然。

假设 2：更强的政府外化控制与更为集中的内部权力管理适配更高整合层次的组织模式，反之亦然。

假设 3：更紧密整合的组织模式与更标准化的制度环境相容，反之亦然。

假设 4：更高整合层次的组织模式与高资源异质性、强有力的政府外化控制、高集权化和强规范化的制度环境相适应，反之亦然。

总之，作者认为单一因果条件不足以解释模式选择的内在运作机制，资源异质性、治理结构（包括政府外化控制状况与牵头医院的集权化程度）与制度环境对县域医共体组织模式选择的影响并不是一种简单的线性作用关系，而是相互交叉的组合作用关系。诚如上文所述，资源异质性不仅对组织模式选择形成了基础性作用，还分别与治理结构、制度环境共同作用于差异化组织模式选择。此外，在压力型体制环境下，以“政府”为主要行动方的权力结构关系也在较大程度上影响着县域医共体差异化组织模式选择，且这种作用路径还与制度环境之间存在着交互作用，影响县域医共体差异化组织模式选择。为此，要探究不同组织模式选择的影响因素及其相互作用关系，需要进一步论证不同组织模式在资源异质性、治理结构与制度环境等前因条件方面的组合关系。此外，根据调查进一步发现，多元医疗卫生服务主体在县级层面的横向互补与竞争关系与乡镇层面的横向竞争关系也构成了县域医疗卫生服务体系的又一特征。为此，在县域医共体建设进程中，不仅需要关注上下级医疗卫生服务机构利益共享与责任共担，建成纵向合作关系，也要超出行政建制的限制，建成横向互补与竞争关系，这些变化条件也构成县域医共体组织模式选择的可能影响因素。

第二节　样本说明、QCA 数据收集与技术选择

由于县域医共体作为一种新型组织形态，应该被视作相互连接的结构和集群，因此，本书将采用组态分析的理念及 fsQCA 分析技术来对县域医共体组织模式选择的作用机理进行实证检验，得出差异化组织模式选择的现实路径。首先，确定一个足够同质性的调查范围，以便选取适宜的分析样本，从而保证样本总体的充分同质性（本书分析对象均是压力型体制环境下县域医共体的政策实践建设单位）和样本总体内的最大异质性（不同建设单位在政策实践进程中的组织模式选择与影响因素存在较大的差异性）；其次，以少数核心理论（主要指向资源依赖理论、结构权变理论与制度理论）确定条件变量的选择与赋值原则；再者，以“模糊集定性比较分析法”（fsQCA）进行组态分析，通过最小化（合成）一个复杂数据集提取结果、简化解释。最后，对压力型体制环境下中国县域医共体组织模式选择与资源异质性、治理结构、制度环境之间的关系进行解释。通过定性比较分析，本书将进一步探究资源异质性对不同组织模式选择的基础性作用、治理结构对不同组织模式选择的架构性作用、制度环境对不同组织模式选择的建构性作用，并揭示不同组织模式选择的组态作用路径。

一、样本说明

在分级诊疗制度建设与县域医共体建设政策框架下，各县域医共体建设方式不一，部分县域以“县人民医院”为牵头单位，统领全县医共体建设，如 XSS 与 XSL；部分县域分别以“县人民医院”“县中医院”“县妇幼保健院”为牵头单位，建成纵向合作、横向竞争互补的县域医疗卫生服务网络，如 XWC。这就是说，在本章节的样本选择中，有些县域成立了两个医共体，均纳入了样本医共体，有些县域则只有一个样本医共体。此外，由于部分县域医共体在资源条件方面存在数据采集的困难，前一章节分析的部分县域医共体未纳入本章节样本。基于理论饱和度考量，在东中西 3 大区域 9 个县域范围内选择 3 类 15 个医共体，最终形成了本章节的案例库（文中地名做了匿名化处理）（见表 4-2）。

其中，XSL、XXW 较早探索县域医药卫生体制改革；XWC 与 XLJ 是东部省份县级医院支援基层卫生的典型；XNX、XCS 是中部省份县域以“业务”为纽带、按协议推进县乡合作探索的代表；XPJ 与 XSS 则是以“医保基金”为利益纽带推进县域医共体建设。本章节的案例库包含契约式、管理型及一体化组织模式，三种组织模式差异明显，案例库具有一定的代表性，能够满足定性比较分析方法对样本医共体选择的基本要求。总体来看，在分级诊疗制度建设与医疗联合体政策实践进程中，三类组织模式均是压力型体制环境下的产物，在宏观社会经济环境背景方面的差异较小，故，本书并没有对宏观社会经济条件的差异性进行分析；相反，本书考察了不同社会经济条件下县乡之间在服务资源与技术资源方面的资源异质性程度对县域医共体组织模式选择的影响。事实上，不同行政区域、不同行政层级对医疗卫生服务机构的支持力度各异，县域医疗卫生组织成员间在人力、财力、物力及管理等方面的资源条件存在较大的差异，建设与发展进程不一。上述差异化的情况有助于进行县域医共体差异化组织模式选择的影响因素分析，也使得研究结果更为客观严谨。

表 4-2　县域医共体样本案例分布情况

地区	县域（含地级市）	模式	改革起始年份	基本特征
经济发达地区	XWC 2 家	管理型	2015 年	一体化行政财务药品等办公室管理下的服务网
	XLJ 2 家	管理型	2015 年	一体化行政财务药品等办公室管理下的服务网
	XNX 1 家	契约式	2016 年	以“医疗服务技术平台”为中心的县域医共体
	XCS 2 家	契约式	2016 年	以“协议”方式确立权利与义务关系的典型县域医共体
	XLY 2 家	契约式	2016 年	以“业务”为联结的县域医共体
经济欠发达地区	XSS 1 家	一体化	2018 年	以“医保基金”为纽带的县域医共体
	XPJ 1 家	一体化	2018 年	以“医保基金”为纽带、以“医师团队”为载体的县域医共体
	XSL 1 家	管理型	2014 年	县总医院领导下的全县域管理
	XXW 2 家	管理型	2014 年	一体化行政财务药品等办公室管理下的服务网
	XTJ 1 家	契约式	2017 年	以“技术指导”为中心的县域医共体

资料来源：作者根据官方宣传资料及实地调查整理而成。

二、QCA 数据收集

从 2017 年至 2019 年间，作者在样本县域观察与访谈的基础上收集了与样本医共体相关的数据。首先在某省会城市调查了样本医共体，然后对其他县域医共体进行了后续调查。根据数据收集的基本原则，作者从两大途径进行数据收集与整理：第一，对 10 个样本医共体在半结构化访谈和观察的基础上进行了研究。在透明中国政府建设条件下，我们获得机会采访了卫生行政管理当局的公职人员，卫生服务提供机构的负责人（县级医院院长及各主要乡镇卫生院院长）以及其他参与县域医共体政策实践的社会行动者。在具体调查进程中，我们根据必要性和可用性原则选择受访者。由于本书调查的是县域范围内多元组织间的复杂问题，针对这些复杂问题的访谈提纲主要涉及有关政府职能部门在建设县域医共体时所实施的外部控制、组织内部的集权化程度、责任分工以及制度建设情况等。第二，对所有县域医共体的政策文件、工作文件和政府工作报告均进行了检索与评估。在调查县域医共体建设中的主观影响因素时，我们使用“三角论证法”来验证收集的数据。就资料收集的时间界限而言，在对县域医共体进行检索与评估之前，各个医疗卫生服务机构的从业人员（主要指向执业医师和助理执业医师）、病床和医疗设备数量均是采用了县域医共体政策正式实施前的年度数据，而外化控制程度、集权化程度以及政策的规范性程度则是收集和整理了县域医共体政策实施之后的基础数据。

随后，根据数据库中访谈大纲的主题，对新闻报道、工作报告、政府文件和实地调查所得样本医共体的基础数据进行整理与分析。调查材料和相关数据的完整性有助于利用计算机软件来系统分析资源条件、治理结构和制度环境的影响以及县域医共体组织模式选择机制。本章节分析的样本医共体如表 4-2 所示，样本医共体的选择包括不同县域的 6 个契约式组织模式医共体、7 个管理型组织模式医共体以及 2 个一体化组织模式医共体。通过表 4-3 可知，研究样本涵盖了东、中、西不同经济条件下的县域医共体，具有一定的代表性。

表 4-3　样本县域数据统计分析

县域名	政策实施与否	位置	GDP（百万）	数据可获得性
XWC	是	东部	24714.86	是
XLJ	是	东部	46491.43	是
XNX	是	中部	109385.39	是
XCS	是	中部	143273.54	是
XLY	是	中部	130498.54	是
XSS	是	中部	8488.53	是
XPJ	是	中部	25784.79	是
XSL	是	西部	5674.93	是
XXW	是	东部	15331.04	是
XTJ	是	中部	25077.41	是

资料来源：作者根据官方宣传资料及实地调查整理而成。

三、fsQCA 技术选择

从理论角度上看，QCA 的理论应该属于社会科学研究中较为一般的“中观理论”范畴。进一步而言，它是以一套形式语言（布尔或集合理论体系）来实现理论与案例之间的对话。一般而言，QCA 明显区别于传统的量化分析方法，因为其认为因果关系是依赖特定情境和组态的，所以否定任何形式的恒定因果关系，关注因果关系多重并发的复杂性，从而分析必要条件与充分条件。历经近 30 年的发展，QCA 方法主流技术包括：清晰集定性比较分析（csQCA）、多值集定性比较分析（mvQCA）以及模糊集定性比较分析（fsQCA）三种。其中，csQCA 是一种使用二进制数据（[0] 或 [1]），并基于几个简单条件的逻辑运算；mvQCA 是对 csQCA 的扩展，突破了仅使用且必须使用二分条件的约束；fsQCA 则是基于模糊数学基础上的组态分析方法，它保留了一般 QCA 方法的主要方面，但同时允许分析在程度或水平上变化。在具体研究进程中，研究者需要首先判断 QCA 方法的适用性问题，并选择满足研究需要的分析技术。①

当然，对于 mvQCA 与 fsQCA 而言，需要更多地考虑研究需要来开展研究设计。以 fsQCA 为例，关键步骤是对模糊数据进行赋值与反复校准，这建立在研究者对县域医共体案例深度了解的基础上。此外，在构建“真值表”阶段，需要作出的关键决定还包括以一致性分数来确定哪些组合通过了模糊集合理论的一致性、哪些没有通过。这样，一致性分数等于或者超过临界值的前因组合被指定为结果的模糊子集并编码为 [1]，低于临界值的组合不构成模糊子集，编码为 [0]。当然，在确定一致性分数时，也要根据研究者对案例的熟悉程度进行迭代，确保这一赋值标准最大限度地符合研究需要。

基于前一章节影响因素的识别与本章的进一步理论梳理，本书认为资源

---

① [比] 伯努瓦·里豪克斯，[美] 查尔斯 C. 拉金：《QCA 设计原理与应用：超越定性与定量研究的新方法》，杜运周，李永发，等，译，机械工业出版社 2017 年版，第 22—25 页。

异质性、治理结构与制度规范性作用等前因条件共同作用于县域医共体组织模式选择，而要对这一交叉作用关系进行研究，则需要对一定数量的样本数据进行量化比较分析。众所周知，传统量化分析手段适用于分析相对简单的线性关系，且这一分析方法对样本规模有一定要求。在本章节研究开展期间，中国县域医共体政策实践仍处于“推广建设”阶段，作者可及的样本医共体数量有限，影响了定量研究的分析效果。与此同时，定性分析方法适应于中等样本的案例比较分析或者具有一定深度的个案研究，也难以满足一定同质性与异质性特点的多案例比较分析的需要。质言之，传统的定量分析和定性分析都不适合解决我们研究中的这一相对复杂的研究问题。为了跨越上述困境，本书认为需要超越定量分析与定性分析的局限，探索一种融合量化分析与质性研究的定性比较分析的新途径。此外，通过对主流分析技术（包括 csQCA，mvQCA 以及 fsQCA）进行比较与分析发现，要对本书所选取的条件变量进行清晰的刻画实在不是一个简单的工程，在某种程度上甚至相当复杂。如，资源异质性与制度环境的规范性效力这两大指标均是介于 0 到 1 之间的连续性数值，难以进行 0/1 赋值，亦难以进行多值划分；又如，外化控制与集权化程度也较难进行 0/1 赋值，且必须依据理论需要与现实背景进行细致的四分刻画。因此，本书认为采用 fsQCA——集合论关系的新方法对县域医共体政策实践的影响要素进行组态比较分析，契合复杂因果关系研究的需要。

第三节　变量标度与原始数据描述

根据 fsQCA 需要，本节要对结果变量进行二分赋值，对条件变量进行隶属性划分。具体的变量分析维度与赋值原则见表 4-4。

一、结果变量界定

如上文所述，县域医共体组织模式大致分为以下三种。其一，一体化组织模式。一体化组织模式是以“医保基金”这一关键资源为纽带引导建设的合作共同体。将这一组织模式称作一体化组织模式是因为在该合作模式下，县乡医疗卫生服务机构间依据确定比例分配结余，从而形成以“利益”为纽带的更为紧密的共同体组织模式。其二，管理型组织模式。该组织模式以“理事会”（或其他管理机构）联系县乡村医疗卫生服务组织，建立合作共同体。一般情况下，县级医院采取“收编”“托管”或“成立分院”等组织形式，由专职管理机构对乡镇卫生院的人财物等资源进行有限的统一管理。其三，以“业务”为中心的契约式组织模式。该组织模式以“协议”为基础建立县乡医疗卫生服务主体间的合作关系，也是当前较为普遍的组织模式。为了探究作用于中国县域医共体组织模式选择的前因条件及其组合作用路径，首先须对样本医共体模式类别进行二分赋值，具体赋值准则见表 4-4。

表 4-4　结果变量与条件变量分析维度与赋值原则

结果变量	模式类别（MO）	县域医共体选择一体化组织模式（MOL）	若是，赋值 1；若否，赋值 0
		县域医共体选择管理型组织模式（MOA）	若是，赋值 1；若否，赋值 0
		县域医共体选择契约式组织模式（MOP）	若是，赋值 1；若否，赋值 0
条件变量	资源异质性（RH）	执业医师（含助理执业医师）数量的异质性（RH1）	根据服务主体间异质性程度并结合校准原则进行赋值
		实际开放病床数的异质性（RH2）	根据服务主体间异质性程度并结合校准原则进行赋值
		医疗设备配置异质性（含救护车、生化仪、B超、彩超、X光机等）（RH3）	根据服务主体间异质性程度并结合校准原则进行赋值
	治理结构（GS）	外化控制：县域医共体建设中的政府控制状态（GSC）	根据政府控制状态集合隶属程度高低分别赋值为“1/0.67/0.33/0”
		集权化：县域医共体主要决策权的集中情形（GSD）	根据集权化的集合隶属程度高低分别赋值为“1/0.67/0.33/0”
	制度规范性效力（INS）	县域医共体实践所依据政策文件的制度规范性效力（INS）	根据限定性词眼出现频率高低并结合校准原则进行赋值

注：作者归纳整理所得。在本表中，资源异质性用 RH 表示，外化控制用 GSC 表示，集权化用 GSD 表示，制度规范性效力用 INS 表示。

二、条件变量界定

条件变量的选择包括资源异质性、治理结构与制度规范性效力三大维度的内容。其中，资源异质性主要从“服务资源异质性”与“技术资源异质性”两个方面来界定；治理结构则从集权与分权、外化控制与内部控制之间的平衡状况来解析；制度规范性效力则用于刻画政策文本的规范性程度。具体的界定标准如下文所示。

（一）资源异质性

如表 4-4 所示，本章从执业医师（含助理执业医师）数量的异质性、实际开放病床数的异质性、医疗设备配置异质性三个指标来刻画资源异质性这一变量，以呈现县域医共体不同组织模式选择的资源异质性状况。

调查研究发现，不同县域经济条件差异较大，县乡医疗卫生服务主体间在医疗设备配置方面的差异更为明显。在进一步的调查中发现，在县域医共体政策实践进程中，县级医院与乡镇卫生院的行动安排更多地关系到医共体组织模式选择。综合县乡层级间与东中西区域间的差异性配置情况，作者认为技术资源异质性可从医院的救护车、生化仪、心电图设备、B 超、彩超、X 光机、DR、CR、CT 及 MRI 等医疗设备的配置情况来刻画。参考 Meyer 和 Goes① 的研究，具体的计算公式如下：

$$\text{entropy\_techi} = \left[\sum Pij \times Ln(1/Pij)\right]/\ln I$$

其中，j 表示某一医共体范围内第 i 家医院所拥有的救护车、生化仪、心电图设备、B 超、彩超、X 光机、DR、CR、CT 及 MRI 等医疗设备的数目，Pij 表示第 i 家医院的医疗设备数目在其所属医共体设备总数中的占比；$\ln I$ 则表示这一医共体熵值的理论最大值。根据熵的本质含义——一个系统的内在混乱程度——可知，一个系统越混乱，其微观状态分布越均匀。在本

① Meyer A D，Goes J B. “Organizational Assimilation of Innovations：A Multilevel Contextual Analysis.” *Academy of Management Journal*，Vol. 31，No. 4，January 1988，pp. 897-923.

研究中，以 entropy _ techi 值的大小来表示县乡医疗卫生服务主体的资源配置状态。其中，entropy _ techi 值越小，异质性越大，分布越均匀；entropy _ techi 值越大，异质性越小，分布越不均匀。

另外，医院的服务异质性主要从执业医师（含助理执业医师）数量、实际开放病床数这两项指标来测量。在测量执业医师（含助理执业医师）数量的异质性、实际开放病床数的异质性及医疗设备配置异质性这三项指标基础上，作者继续采用主成分分析法形成“资源异质性”这一综合性指标，以求得案例数量与条件数量之间的平衡。其中，在主成分分析中发现，医共体组织与单个成员组织的执业医师（含助理执业医师）数量、实际开放病床数与医疗设备配置这三项指标在资源条件这一综合性指标中的效用值都无限地接近于－0.75，相应的权重值都无限接近于 0.33。这表明，选择这三类资源来刻画“资源异质性”这一综合性指标具有重要的价值，也为作者将三项指标合成“资源异质性”这一综合性指标准备了数据计算原理。

基于 Teachman 系数和熵值对资源异质性程度进行分析可知，资源异质性数值为从 0 到 1 的连续值。综合 fsQCA 方法对传统变量的“校准”原理与本书案例所呈现的数据特征，经多次调试确定了完全隶属阈值、交叉点以及完全不隶属阈值。具体见表 4-5。

表 4-5　资源异质性的校准标准

	阈值		
	完全隶属阈值	交叉点	完全不隶属阈值
资源异质性	0.83	0.73	0.57

注：作者在多次调试后根据样本医共体基本情况确定。

（二）治理结构——外化控制与集权化

考虑中国县域医共体政策实践的实质性进程，在理论分析与探索性案例分析的基础上，本书从外化控制状态、集权化程度两个层面来刻画治理结构这一“定性”的概念。具体赋值标准如表 4-6 所示。

表 4-6　治理结构分析指标及赋值标准

	分值	赋值依据
外化控制（GSC）	1	成立以党政一把手为组长的工作小组
	0.67	成立以政府主要领导为组长的工作小组
	0.33	建成卫生行政主管部门领导下的工作小组
	0	由县乡医疗卫生服务主体自愿组建合作关系网络
集权化（GSD）	1	同时具备人事聘任权、经费配置权与药品设备采购调配权
	0.67	具备人财物配置权中的任两项
	0.33	具备人财物配置权中的任一项
	0	不具备人事聘任权、经费配置权与药品设备采购调配权

注：作者归纳整理所得。

其一，外化控制分析指标主要用以刻画地方政府在组织层面与财政层面对县域医共体的外化控制状态。在压力型体制环境下，医药卫生体制改革主要由行政力量来推动，并呈现出一定的外化控制状态。一般而言，卫生服务提供者建立的自愿合作网络是在现行政策允许的情形下几乎未获得政府支持的，该组织网络的政府外化控制程度相当低。实际上，医药卫生体制改革涉及人事、财政、医保等相关部门的协调推进状态，[①] 仅仅依靠卫生行政主管部门来推动将会面临行政效力有限、改革阻滞等问题；以政府主要领导为组长的工作小组的行政效力要明显强于卫生行政主管部门领导下的工作小组，这是因为政府主要领导能够协调其他分管部门的工作；以党政一把手为组长的工作小组的行政效力更强，并更有可能带来相应的财政支持，这是因为在县级政府层面，县长或县党委书记的统筹能力是全域性的，成立以党政一把手为组长的工作小组更多地体现了政府各个部门的“重要治理措施政策”经过“筛选”在县级层面的一种“汇合”，不仅能够调动全域范围内的行政力量，还能带来相应的财力支持。为此，作者以四分法“1/0.67/0.33/0”来

① 顾昕：《财政制度改革与浙江省县域医共体的推进》，《治理研究》2019 年第 1 期。

刻画政府的“外化控制”状态。

在具体赋值中，作者将由党政一把手领导的工作小组的外化控制得分确定为“1”，将自愿合作型网络组织的外化控制得分确定为“0”，其他两个工作小组的外化控制得分分别为“0.67”和“0.33”。作者认为，以党政一把手为领导的工作小组的外化控制程度比其他两个工作小组更高，而自愿合作型网络组织的外化控制效果最差，通过四分法来刻画县域医共体政策实践进程中的外化控制状况具有重要的实践指导意义。

其二，集权化分析指标主要从人财物的有限配置权限来解读县域医共体牵头单位对成员单位的集权化程度。通过政策文本考察与实践调查发现，《国务院办公厅关于完善国家基本药物制度的意见》及相关制度规定了基层医疗卫生机构在卫生经费配置、药品及设备采购中的应循原则，县级医院享有有限的卫生经费配置权和药品设备采购与调配权，且各地情况略有差异；根据各地实践发现，尽管部分县域卫生行政主管部门探索将人事权（在这里主要是指推荐与聘任权）交给县级医院，但大都保留了考察与任命权。本书着重于分析这类有限的人事任命权、资金配置权与药品和设备调配权等。根据各个样本医共体建设实施方案，大部分县乡合作主体保留了原有机构设置与行政建制，维持了乡镇卫生院功能定位与职责任务，探索从业务、管理及利益等方面建立县乡之间的合作关系。当然，在具体操作进程中，县乡医疗卫生服务主体间关于人财物的有限配置权限也存在较大的差异。作者同样以“1/0.67/0.33/0”四分法来刻画县域医共体主要决策权的集中情形。

在具体赋值中，作者将同时具备人事聘任、经费配置与药品设备采购调配权样本医共体的集权化程度得分确定为“1”，将不具备人事聘任、经费配置与药品设备采购调配权样本医共体的集权化程度得分确定为“0”，具备人财物配置权中任两项、具备人财物配置权中任一项的样本医共体的集权化程度得分分别为“0.67”和“0.33”。作者认为，人事、经费与药品设备是县乡医疗卫生服务纵向整合进程中的关键性资源，通过四分法来刻画县域医共体政策实践进程中的县级医院在县域医共体建设中的人事聘任、经费配置与药品设备采购调配方面的集权化程度具有重要的实践指导意义。

（三）制度规范性效力

根据制度理论的结构要素分析框架，规制性、规范性及文化-认知性构成制度要素的三大基本特征，在较大程度上影响着县域医共体组织模式选择。一般而言，更为紧密合作的县域医共体涉及更多的人财物配置权限，需要更为规范的政策文本作为县域医药卫生体制改革行动依据，且从政策文本的要素特征可以窥见政策文件的规范效力。

按照《国务院办公厅关于加强行政规范性文件制定和监督管理工作的通知》的要求，严禁以部门内设机构名义制发行政规范性文件，且未经公布的行政规范性文件不得作为行政管理依据。因此，作者所分析文本主要是以县人民政府为发文单位并公开发表的卫生政策文件（部分县卫生政策文本虽是以卫生行政主管部门为发文单位，但却是公开发表的政策文件。在以县人民政府为发文单位的政策文本缺失的条件下，这些政策文件都将用以进行制度规范性效力分析），以此解析县级层面出台政策文件的制度规范性效力。参见关于政策文本制度效力分析的既有文献，一般以禁止（严禁）、必须、不得、应该（应）、规范、规定、标准等限定性词眼反映政策文件的行政规范效力。[①]

通过政策文本分析发现，大多数“实施方案”都是由规制性要素和规范性要素引导的，且规制性要素与规范性要素的出现频率因“县”而异。在具体赋值阶段，作者发现根据规制性要素、规范性要素及文化-认知性要素在制度要素中的占比与要素词眼的出现频数均可确立样本案例的偏隶属关系。根据第二章政策文本分析可知，县域医共体实施方案的政策文本多是规范性

① 刘晓光，侯晓菁：《中国农村生态文明建设政策的制度分析》，《中国人口·资源与环境》2015年第11期。

文本。为此，作者首先根据规范性要素在制度要素中的占比高低来界定案例的规范性程度。其中，高规范性赋值为 1，低规范性赋值为 0；此外，作者又对规范性要素与规制性要素的词眼频数进行聚类分析，以多次调适确定校准阈值。通过对规范性要素占比与规范性要素与规制性要素的出现频数进行比较发现，后者更能反映县域医共体政策实践所依据的政策文本的规范效力，而前者更适用于反映个案的内在基本特征。为此，作者最终确定以对制度规范性要素的词眼频数进行聚类分析所得结果作为刻画制度要素的规范效力大小的重要依据。

在具体操作中，作者根据政策文本中限定性词眼的出现频数来反映本章样本县域医共体政策实践所依据的政策文件的制度规范性效力。根据 fsQCA 方法与本章节案例库所呈现出来的基本特征，作者确定了制度规范性效力的相关阈值。见表 4-7。

表 4-7　制度规范性效力的校准标准

	阈值		
	完全隶属阈值	交叉点	完全不隶属阈值
制度规范性效力	22	15	8

注：作者在多次调试后根据案例基本情况而确定。

三、初始数据矩阵

根据 fsQCA 的分析要求，对本章所选取的 15 个样本医共体在资源异质性、外化控制、集权化以及制度环境的规范性效力这四个方面的指标进行赋值，从而确定初始数据矩阵（见表 4-8）。需要指出的是，编码过程经过两个阶段的独立重复操作完成。按照预先设定的刻画标准，作者对 15 个样本医共体进行首轮编码，并在第二轮编码阶段与首轮编码结果进行比对，以两轮编码来确认编码结果的一致性程度。根据熵值定义，RH 值越大，其资源异质性越低。因此，经校准后 RH 值越大，资源异质性亦越低。

表 4-8 初始数据矩阵

CASE-ID	RH	GSC	GSD	INS	MO		
					MOL	MOA	MOP
XWCF	0.99	1	1	1	0	1	0
XWCS	0.07	1	1	1	0	1	0
XLJF	0.99	1	1	0.95	0	1	0
XLJS	0.62	1	1	0.95	0	1	0
XNXQ	0.39	0.33	0	0.11	0	0	1
XCSF	0.68	0.33	0	0.15	0	0	1
XCSS	0.95	0.33	0	0.15	0	0	1
XSSQ	0.39	0.67	0.67	0.39	1	0	0
XPJS	0.62	0.33	0.67	0.61	1	0	0
XSLQ	0.62	1	1	0.39	0	1	0
XXWF	0.45	1	1	0.39	0	1	0
XXWS	0.78	1	1	0.39	0	1	0
XTJF	0.15	0	0	0.22	0	0	1
XLYS	0.02	0.33	0.33	0.11	0	0	1
XLYS	0.01	0.33	0.33	0.11	0	0	1

注：根据表 4-4、表 4-5、表 4-6 和表 4-7 整理赋值所得。

第四节 县域医共体组织模式选择的定性比较分析结果

一、单一条件必要性分析：外化控制与集权化于管理型组织模式

按照 fsQCA 分析步骤，需要首先对不同组织模式选择的单项前因条件进行必要性分析，并以一致性（Consistency）与覆盖度（Coverage）这两个指标来表征其解释力度，如表 4-9 所示。从必要性来看，外化控制（GSC）

与集权化（GSD）对于管理型组织模式（MOA）选择的一致性结果达到1.00，覆盖度分别达到0.73和0.78，构成县域医共体管理型组织模式选择的有意义的必要条件。此外，诚如上文所述，虽然外化控制或集权化对其他两类组织模式选择的一致性与覆盖度并不低，其他两类单项前因条件对任一组织模式选择的“一致性”和“覆盖度”也不算低，但只能说明其对结果发生具有一定的解释，并不能作为结果发生的充分条件或者必要条件。因此，须对县域医共体差异化组织模式选择的前因条件进行组合分析。

表 4-9　单项前因条件对选择不同组织模式的必要性分析

前因条件	一致性			覆盖度		
	MOL	MOA	MOP	MOL	MOA	MOP
RH	0.50	0.67	0.37	0.13	0.58	0.28
GSC	0.50	1.00	0.28	0.10	0.73	0.17
GSD	0.67	1.00	0.11	0.14	0.78	0.07
INS	0.50	0.72	0.14	0.14	0.73	0.12

注：表4-9所示一致性（Consistency）表示必要性，其度量公式是：一致性 $\text{Consistency}(Y_i \leqslant X_i) = \sum[\min(X_i, Y_i)]/\sum(Y_i)$.

二、采用特定组织模式的前因条件组合分析

在单项前因条件分析基础上，需要对县域医共体不同组织模式选择的前因条件进行组合分析，并得出相应的一致性与覆盖度结果。具体而言，在表4-10和表4-11中，只列出了一致性≥0.75的前因条件组合。

如表4-10和表4-11所示，对不同类别组织模式选择前因条件组合分析发现，县域医共体组织模式选择作用路径多元复杂。具体而言，一体化组织模式有3条解释路径（一致性≥0.9），且三条解释路径中均出现了～GSC和INS；管理型组织模式有9条解释路径，一致性均在0.8左右；契约式组织模式有10条解释路径，一致性高于0.8。这些初步的分析结果表明，在中国压力型体制环境下，各地区采取差异化组织模式推进县域医共体政策实践。

当然，采用特定组织模式的前因条件组合分析结果将成为下一步分析的依据。

表 4-10　样本医共体选用 MOP 组织模式前因条件组合分析

要素	MOP1	MOP2	MOP3	MOP4	MOP5	MOP6	MOP7	MOP8	MOP9	MOP10
RH	○		○	○			○		○	○
GSC	○	○	○		○		○	○	○	
GSD	○	○		○		○	○	○		○
INS	○	○	○	○	○	○				
一致性	0.82	0.86	0.81	0.82	0.85	0.88	0.83	0.87	0.82	0.82
覆盖度	0.52	0.69	0.52	0.52	0.69	0.79	0.53	0.73	0.53	0.53

注：●表示前因条件存在，○表示前因条件的否定，空格表示在前因条件组合中该项条件不存在。此外，前因条件组合分析中将不包含单项前因条件分析结果。

表 4-11　样本医共体选用 MOA 和 MOL 组织模式前因条件组合分析

要素	MOA1	MOA2	MOA3	MOA4	MOA5	MOA6	MOA7	MOA8	MOA9	MOL1	MOL2	MOL3
RH	●		●	●			●		●	●	●	
GSC	●	●	●		●		●	●		○	○	○
GSD	●	●		●		●	●	●	●	●		
INS	●	●	●	●	●	●				●	●	●
一致性	0.84	0.84	0.77	0.79	0.79	0.81	0.86	0.81	0.81	0.97	0.97	0.97
覆盖度	0.54	0.72	0.54	0.54	0.72	0.72	0.65	1.00	0.65	0.81	0.81	0.81

注：●表示前因条件存在，○表示前因条件的否定，空格表示在前因条件组合中该项条件不存在。此外，前因条件组合分析中将不包含单项前因条件分析结果。

三、县域医共体组织模式选择的真值表分析

为了获得相对简约的充分性解释，在单项前因条件与前因条件组合分析的基础上，通过 fsQCA 软件构建真值表，并采用“Quine－Mc-Cluskey Algorithm”算法统计分析。根据 QCA 研究惯例，由于真值表分析的本质是充

分性分析，可以从真值表分析程序中剔除有意义的必要条件。然而，考虑到“一致性”与“覆盖度”的最低要求，在真值表程序分析部分，作者在管理型组织模式选择前因条件组合分析中并没有删除必要条件——外化控制（GSC）与集权化（GSD）。在真值表运算过程中，作者首先将样本频次（frequency）设置为1、一致性设置为≥0.80进行0/1赋值，通过“Standard Analysis”和“Specify Analysis”程序得出不同组织模式选择前因条件组合的复杂解（Complex Solution）、简约解（Parsimonious Solution）和中间解（Intermediate Solution）。

表4-12　县域医共体不同组织模式选择路径（1）

	MOL	MOA	MOP
Intermediate Solution	RH*～GSC*GSD*INS	RH*GSC*GSD*INS	～RH*～GSC*～GSD*～INS
Coverage	0.47	0.54	0.51
Consistency	0.96	0.84	0.82

注：“～”表示条件的否定。

根据fsQCA基本分析准则，复杂解是避免将冗余作为反事实条件而得到的保守结果；中间解是根据研究者理论与实际知识，纳入具有意义的逻辑余项（在QCA分析中，“逻辑余项”是指在经验案例中没有观察到的但在逻辑上可能存在的条件组合，“逻辑余项”构成了潜在的案例池）的解；简约解是将所有冗余纳入计算中所产生的简化结果。根据QCA分析结果所呈现，中间解是简约解的超集，又是复杂解的子集。在很多前期研究中，中间解对分析结果的解读较为合理。因此，作者以中间解作为解释的重要依据，并在表4-12中呈现出不同组织模式选择的中间解。

在真值表程序运算中发现，中间解与复杂解（即，没有使用逻辑余项的解）呈现相同的结果，且解的覆盖度均保持在0.50附近，有必要调整一致性，进行二次编码分析。为此，基于一致性≥0.75（其中，在对契约式组织模式选择进行一致性阈值界定时，将一致性≥0.74的组合赋值为1；在对管理型组织模式选择进行界定时，将一致性=0.70的组合赋值为1。阈值界定准则符合本章节样本医共体的基本特征）进行 0/1 赋值，不同组织模式选择中间解及其一致性与覆盖度结果见表 4-13。经调整发现，县域医共体一体化组织模式选择路径没有改变。与之相异，管理型组织模式与契约式组织模式选择路径出现较大的变动。以管理型组织模式为例，其中间解为 RH * GSC * INS，不同于表 4-12 中的 RH * GSC * GSD * INS；与此同时，解的一致性与覆盖度分别为 0.77 和 0.54。

表 4-13　县域医共体不同组织模式选择路径（2）

	MOL	MOA	MOP
Intermediate Solution	RH*～GSC*GSD*INS	RH*GSC*INS	～GSC*～GSD*～INS
Coverage	0.47	0.54	0.68
Consistency	0.96	0.77	0.86

注："～"表示条件的否定。

第五节　结论与讨论

一、县域医共体组织模式选择的必要性分析

诚如表 4-9 所示，外化控制与集权化构成本章节内容样本医共体管理型组织模式选择的必要条件，且集权化构成管理型组织模式选择的充要条件。值得注意，在压力型体制环境下，要在机构设置和行政建制不变等条件下实现人财物统一管理（再次注意，这里的统一管理是有限的统一管理），需要强有力的行政支持与财政保障。这是因为医疗卫生资源配置受到行政路径依赖特性的影响（由于卫生系统的改革与发展往往需要长时间的规划和持续的投资，在医疗卫生领域，这种行政路径的依赖特性尤为明显），这决定了卫生行政当局甚至整个县级人民政府在各县尤其是试点县县域医共体政策实践进程中的主导作用。因此，在我国压力型体制背景下，采用管理型组织模式

的县域医共体政策实践要关注县域医共体政策的持续性和稳定性，并以强有力的行政支持与财政支持为县域医共体建设与发展提供有力的保障。

与此同时，以管理型组织模式推进县域医共体政策实践还需要适配集权化的内部平衡关系，在县级医院的牵头下统筹各成员单位优质医疗卫生资源、优化县域范围内医疗卫生资源配置。由于县域内医疗卫生资源分布不均衡依然存在，各成员单位在技术水平、设备设施、人员配置等方面存在差异，因此需要一个强有力的领导核心来统筹协调，实现资源的优化配置和共享。县级医院具备技术、人才、设备等方面的优势，自然成为县域医共体的牵头单位，承担起推进人财物有限统一管理的重任。在各地调查时也发现，对于采用管理型组织模式的县域医共体政策实践而言，牵头医院对成员单位的集权化管理是确保县域医共体政策实践有序、高效推进的又一关键。

二、县域医共体组织模式选择作用路径多元复杂

根据前因条件组合分析结果可知，样本医共体组织模式选择的作用路径呈现多元化的特征，且不同类别组织模式选择路径呈现差异化状态。通过整理一致性≥0.75 的作用路径发现，“一体化”“管理型”与“契约式”组织模式分别有 3、9、10 条解释路径。其中，一体化组织模式主要指向～GSC 和 INS 与其他前因条件的组合关系，这表明在制度建设相对完备的条件下，政府可以适度放松外化控制，留出县域医共体一体化组织模式建设的制度空间。管理型组织模式选择的作用路径较为复杂，呈现前因条件组合的多重性，这在一定程度上可以表明，在当前医药卫生体制大变革的背景下，县级政府的行政力量对于选择管理型组织模式的县域医共体政策实践具有重要的价值。同时，这也可以解释为，当前各试点县以管理型组织模式推进县域医共体政策实践也存在具体形态的不一致性，对政府行政支持和财力支持的要求也不尽相同。契约式组织模式则主要是否定的前因条件组合的多重作用，这在一定程度上反映了选择契约式组织模式的县域医共体政策实践更多地体现了成员单位的自愿合作性。尽管多元作用关系在不同组织模式选择中的路

径差异明显，但这一多重作用关系初步回应了前文的理论分析，即资源异质性、治理结构（外化控制与集权化）与制度环境之间存在交叉作用，且在不同的组织模式选择中存在着不同的组态作用关系。作者将在充分性解释中进一步分析不同的组态作用关系。

三、县域医共体组织模式选择的充分性解释

（一）一体化组织模式选择与低资源异质性、弱外化控制、高集权化及强规范性作用相适配

经过真值表分析可知，县域医共体一体化组织模式选择的前因条件组合复杂解与中间解均为 RH ＊ ～GSC ＊ GSD ＊ INS，解的一致性与覆盖度分别为 0.96 和 0.47；相应的简约解为～GSC ＊ GSD＋～GSC ＊ INS，简约解的解释力度较中间解与复杂解显得尤为不足（限于篇幅，作者未将相应的复杂解与简约解列入表 4-12 和表 4-13）。为此，作者将“中间解”视作县域医共体一体化组织模式选择的一条路径，即低资源异质性、弱外化控制、高集权化与强规范性作用。根据一体化组织模式选择路径解析发现，以一体化组织模式推进县域医共体政策实践的县域，应充分考虑资源异质性的基础性作用，进行充分的制度建设，并赋予县域医共体一定的“自主权”。这一研究结论回应了前文的分析结论，即，如果医保支付方式、绩效考核标准等未能有效激励县级医院和乡镇卫生院严格落实政策，即使政府加大投入力度，也难以真正达成分级诊疗体系建设和县域医共体政策实践的制度目标。这就要求县级政府及卫生行政主管部门转变行政理念，从“控制管理”的行政理念向“服务与支持”的行政理念转变，不断探索共商共建共享的更加灵活、高效、贴近民生的基层健康服务体系，同时，在制度建设更为完备的条件下鼓励牵头医院与成员组织自主探索形成“利益共同体”，并支持牵头医院与成员组织间充分讨论，共同建设一个更加公平、透明、可持续的利益分配机制，既激发县域医共体各成员单位的积极性和创造力，又保证战略目标的统一，促

进优质医疗卫生资源在县域范围内高效整合与优化配置，切实保障人民群众的健康权益。

（二）管理型组织模式选择与低资源异质性、强外化控制、高集权化与强规范性作用相适配

两轮编码及真值表分析发现，“RH * GSC * INS”与“RH * GSC * GSD * INS”均是管理型组织模式选择中间解，且后者的一致性程度高于前者，更具备解释力。根据中间解，作者认为管理型组织模式选择的重要作用路径是低资源异质性、强外化控制、高集权化与强规范性作用。质言之，采用管理型组织模式的县域医共体建设进程不仅要考虑资源异质性程度的基础性作用，也要争取政府行政支持与财力支持，不断完善县域医共体政策实践的制度建设，还要更多地考虑县域医共体成员单位之间的内部权力结构关系，从而推动县乡医疗卫生服务机构在人财物方面有限统一的管理进程。这是因为采用管理型组织模式的县域医共体通常是由县级医院对乡镇卫生院的人事、财务和业务等方面进行一体化管理，不仅需要更多的连贯性的行政支持和财政支持，也需要成员单位的积极配合与协调。为了实现上述目标，一些试点县域通常要求县卫生行政主管部门转变政府职能，将乡镇卫生院主要负责人的人事推荐与任免权限等授权给县级医院统一管理，还协调县委编办用好编制资源，建立“能上能下”的激励机制，充分调动基层医疗卫生机构工作人员扎根基层、服务群众的积极性。这将是一项系统性工作，需要政府各部门之间的紧密协作与有效配合，也就需要从县级层面推进政府体制机制改革。

（三）契约式组织模式选择的一条重要路径：弱外化控制、低集权化及弱规范性作用

诚如表 4-12 和表 4-13 所示，通过调整 0/1 赋值的临界值，契约式组织模式选择的中间解由“～RH * ～GSC * ～GSD * ～INS”变动为“～GSC *

～GSD＊～INS”，一致性程度由0.82变动为0.86，覆盖度由0.51变动为0.68。很显然，调整后的路径更具有解释力。本章节以契约式组织模式与弱外化控制、低集权化及弱规范性作用之间的适配关系证实了契约式组织模式多是自愿基础上的合作，适配更多的政府放权与更加宽松的制度环境。在深度调查基础上发现，以契约式组织模式推进县域医共体政策实践并不需要改变原有资源的投入方式和配置形式，成员单位间更多是基于“协议”建立业务上的合作关系，成立服务共同体。由于未触及政府体制机制改革，成立以卫生行政主管部门为核心的领导小组就能推动采用契约式组织模式的县域医共体政策实践。

事实上，采用契约式组织模式的县域医共体政策实践所得到的行政支持和财力支持也相对少，这是因为县卫生行政主管部门在县域医共体政策实践进程中能调动的财政资源有限，协调其他相关部门推动县域医共体政策实践的能力有限。此外，我们注意到，第二轮真值表分析中没有变量“～RH”，但不能据此否定资源异质性在县域医共体契约式组织模式选择中的作用力。也就是说，我们不能据此就认为各试点县在选择以契约式组织模式推动县域医共体政策实践时不需要考虑资源异质性的基础性影响，而是应该更为强调在压力型体制环境下，弱外化控制、低集权化及弱规范性作用在采用契约式组织模式的县域医共体政策实践中的组态作用。

综上，在中国县域医共体政策实践的推广阶段，这三条路径揭示了资源异质性、治理结构与制度环境和县域医共体差异化组织模式选择之间的复杂关系，对于压力型体制环境下中国县域医共体组织模式选择具有重要的理论参考与实践指导意义。

四、县域医共体不同组织模式选择影响因素差异性释义

如上文所述，相对于县域医共体契约式组织模式，一体化组织模式和管理型组织模式都触及政府体制机制改革，也需要对成员单位资源进行重新配置和整合，故在本章节中被定义为更高层次的整合模式。在必要性分析和充

分性解释基础上，本章节证实了前文提出的研究假设3，修正了假设1、假设2和假设4的内容。本小节将对其进行更为具体的分析。

（一）资源异质性的基础性效力在压力型体制环境下式微

从资源异质性对三类组织模式选择的必要性分析可见，资源异质性在县域医共体差异化组织模式类别选择中的基础性效力并不明显。事实上，在县乡医疗卫生服务主体间资源占有差异已然明显的前提条件下，不同样本医共体在县乡医疗卫生服务主体之间的差异程度并不显著。同时，近年来我国不断加大对基层医疗卫生机构的支持力度，更新医疗设施、吸引卫生技术人才，较大程度改善了不同地区基层医疗卫生机构的资源占有差异。因此，压力型体制环境下资源异质性对县域医共体差异化组织模式选择的基础性效力式微。

在充分性分析中发现，资源异质性能够与其他前因条件共同作用于县域医共体组织模式选择。根据理论预期，契约式组织模式选择是建立在自主自愿基础上的合作，组织成员间资源占有差异性更有利于达成合作；而县乡医疗卫生服务主体间关系更为紧密的管理型与一体化的组织模式选择更多地受到地方政府行政力量的影响。实证结果发现，一体化组织模式与管理型组织模式更多地建立在组织成员间低资源异质性的基础条件上，而契约式组织模式则更多地建立在高资源异质性的基础条件上。这与既有研究在市场经济条件下的结论不一致，也在一定程度上偏离了理论预期——资源异质性越大，越倾向于选择紧密型组织模式（修正了假设1）。根据前文对熵值的定义，资源异质性越大，资源分布越均匀；资源异质性越小，分布越不均匀。

尽管偏离了理论预期，本书的研究发现具有一定的合理性。在中国县域的深度社会调查证实，正是由于县乡医疗卫生资源分布不均匀，县级医院才能凭借其在资源占有方面的绝对性优势推动更加紧密合作的县域医共体建设。与此同时，县乡医疗卫生资源分布越均匀的试点县域，更多地选择以契约式组织模式推动县域医共体政策实践，探索建立服务共同体。这是压力型体制环境下县乡医疗卫生服务主体间寻求业务合作的现实需要，也是这些县域医共体政策实验单位获取行政支持和财力支持方面明显不足的结果。不可否认，医疗卫生领域存在较大程度的“信息不对称”，不能完全采用市场的手段来进行医疗卫生资源配置。因此，本书的研究结论具有重大的理论突破，对当前及未来我国医药卫生体制改革提供了一定的参考与借鉴。

（二）外化控制与集权化的偏向性作用

从外化控制与集权化对县域医共体三类组织模式选择的影响可见，强有力的外化控制偏向作用于管理型组织模式，而弱外化控制则偏向作用于一体化与契约式组织模式；同时，高集权化偏向作用于管理型与一体化组织模式，而低集权化偏向作用于契约式组织模式。该研究结论修正了假设 2，即，更为集中的内部权力管理适配更高整合层次的组织形态，反之亦然。这是因为选择契约式组织模式的县域医共体政策实践更多地建立在业务合作的基础之上，能够在缺少外部支持的条件下在现行政策框架下快速达成业务方面的合作关系；选择管理型组织模式的县域医共体政策实践更多地涉及人财物的有限配置问题，不仅需要强有力的行政支持与财政保障，更要求卫生行政主管部门转变职能，赋权“理事会”等专职管理机构；选择一体化组织模式的县域医共体政策实践则更为复杂，不仅更多地触及内部利益平衡问题，也关系健康治理理念与行动逻辑的转换。这意味着选择一体化组织模式的县域医共体政策实践的长效治理之道在于自主探索利益平衡机制，同时引导政府及相关职能部门转变职能，弱化政府及相关职能部门对县域医共体的“外化控制”，赋权、赋能县域医共体建设和发展，引导各地县域医共体建设成为真正意义上的健康共同体。需要再次明确的是，不同于契约式组织模式的是，县域医共体一体化组织模式和管理型组织模式都需要更多地推动政府体制机制改革，也需要对成员单位资源进行重新配置和整合，推动形成以“人民健康”为中心的服务模式。

（三）制度环境的建构性效力

从制度规范性效力对县域医共体三类组织模式选择的影响可见，不同组织模式选择对制度环境的规制性效力提出了不同的要求，县域医共体的契约式组织模式选择是弱规制性制度条件的产物；与之相异，一体化组织模式与管理型组织模式选择则更多地建立在强规制性的制度框架下。这一发现证实了本章节假设 3 的内容，即，更为整合的组织模式与更具有规范性、更加标准化的制度环境较为相容，更为松散联结的组织模式与相对弱规制性的制度环境相容。这是中国医药卫生体制大变革背景下的显著特征，即，更为紧密的县域医共体建设将触动县乡医疗卫生服务主体管理权的归属问题，必然面临着“行政路径依赖”等困境，有必要建立更具可操作性的政策环境，也就适配更为规范的制度环境。可以说，建立更为规范的制度环境是持续推进中国基层医药卫生体制改革、实现“健康中国”战略的必然选择。

根据制度学派的观点，在压力型体制环境下，推进县域医共体政策实践所依据的政策文本及相关制度安排的规范性和标准化程度体现了政策文本的导向作用，形成了制度环境的压力传导，提供了清晰的行为框架和预期，在优质医疗卫生资源下沉、绩效考核等方面深入推进基层医药卫生体制持续改革。与此同时，更为规范的制度环境还降低了不确定性，增强了多元主体之间的互动信任，促进了合作与协同。可以说，推进县域医共体政策实践所依据的政策文本及相关制度安排的规范性和标准化与更加紧密合作的县域医共体政策实践在“整合县域内医疗卫生资源、提升医疗卫生服务效能”的制度目标是一致的。因此，作者认为，如需变革县域医疗卫生组织模式，建立更加紧密合作的县域医疗卫生服务共同体，还须进一步变革现有的医院产权制度、医疗人事制度、医药定价制度及医保支付方式等，为更加紧密合作的县域医共体政策实践提供更具规范效力的制度框架，营造一个有利于县域医疗卫生事业高质量发展的制度环境，坚定维护人民群众健康福祉。

（四）多元要素的复杂组合效力

总的来看，本书也修正了假设 4（更高整合层次的组织模式与高资源异质性、强有力的政府外化控制、高集权化和强规范化的制度环境相适应，反之亦然）的内容。不可否认，县域医共体政策实践是一个高度复杂的社会问题，无论是契约式组织模式，或是一体化组织模式，还是管理型组织模式的县域医共体政策实践，均是紧密型县域医共体政策框架内的行动选择。尽管三种不同类型的组织模式之间存在较大的差异性，但可以确定的是，相对于契约式组织模式，一体化组织模式和管理型组织模式均涉及更多的人财物整合，是整合层次更高的组织形态。据此，本书进一步指出，在分级诊疗体系建设和县域医共体政策背景下，更高整合层次的组织模式往往与低资源异质性、更为集中的内部权力管理以及更为规范的制度环境相适配，而且是各县基于本地特定资源条件、治理结构和制度环境的整合策略选择。各县在探索适合自身发展的整合策略时，应充分考虑本地的实际情况，因地制宜，不断创新，以期在复杂多变的制度环境中找到最适合本县域的健康服务体系建设路径。

第六节　本章小结

在分级诊疗制度建设与县域医共体政策指导下，本章节以资源依赖理论、异质性理论、结构权变理论以及制度理论为理论基础，进一步构建了资源异质性、治理结构、制度要素及其组合作用的理论框架，对于县域医疗卫生组织模式变革研究与县域医共体组织模式选择具有重要的理论价值和现实指导意义。通过对 9 个县域范围内的 15 个样本医共体进行 fsQCA，作者以县域医共体组织模式选择的前因条件及其组合关系的多元复杂性充分论证了县域医共体政策实践差异化组织模式选择的复杂组态作用路径，较为精细地刻画了县域医共体政策实践差异化组织模式选择的现实图景，确证了压力型体制环境下分类推进县域医共体实践进程的必要性和可行性。

具体而言，外化控制是管理型组织模式选择的必要条件，一体化组织模式选择与低资源异质性、弱外化控制、高集权化及强规范性作用相适配，契约式组织模式选择则是弱外化控制、低集权化及弱规范性作用的结果。研究还发现：(1) 较低的资源异质性与一体化和管理型组织模式相匹配，而较高的资源异质性与契约式组织模式更适配，这出乎了本书研究的预期，修正了国内外学者与整合医疗政策实践者关于“更高的资源异质性促成组织一体化建设”的信念假设，为中国治理场域下县域医共体政策实践提供了理论参考；(2) 强有力的政府外化控制对管理型组织模式选择的影响大于对其他两种组织模式选择的影响，高集权化对管理型和一体化组织模式选择的影响较对契约式组织模式选择的影响要更大，修正了假设 2；(3) 制度环境在不同组织模式的选择上均表现出有效的建设性，不同的组织模式对制度环境的规范有效性提出了不同的要求——更为整合的组织模式与更具有规范性、更加标准化的制度环境较为相容，更为松散的组织模式与相对弱规范性的制度环境相容，证实了假设 3。基于上述分析，本书进一步修正了假设 4，并指出更高整合层次的组织模式往往与低资源异质性、更为集中的内部权力管理以及更为规范的制度环境相适配，而且是各县基于本地特定资源条件、治理结构和制度环境的整合策略选择。这些研究结论较为精细地刻画了县域医共体政策实践差异化组织模式选择影响因素之间的相互作用关系，初步揭示了蕴含其中的作用机制，回应了本书第一章节对“县域医共体”内涵的科学界定——真正意义上的县域医共体是在普遍承认与包容县乡医疗卫生组织间差异性基础上寻求利益关系协调、责任共担的联合类组织形态，对分级诊疗体系建设及县域医共体政策实践具有重要的理论价值和实践指导意义。

尽管本章节的理论框架相对清楚地解释了资源异质性、治理结构与制度要素对县域医共体组织模式选择的作用机理，但也并不表明县域医共体组织模式选择研究已经成熟。作者开展定性比较分析的数据来自各地县域医共体政策实践“起始阶段”，具有一定的研究价值。但不可否认的是，本章节对15个差异化组织模式的样本医共体进行比较分析，也存在一定的研究局限性。事实上，任何政策实践都有待更为全面的历时性调查与动态比较分析，中国医药卫生体制正经历深刻的制度变革（正如第二章政策文本分析所指出，自2019年以来，全国各地正在推进更加紧密的县域医共体政策实践，并在近年来形成了一些有益的经验总结）。因此，在下一章节，本书将在一个历时10年的典型案例分析基础上检验县域医共体政策实践差异化组织模式选择的动态调整逻辑，以期更为全面地透视压力型体制环境下县域医共体组织模式选择的作用机制。

第五章　县域医共体组织模式选择动态调整逻辑：验证性案例分析

在第三章节探索性案例分析与第四章节定性比较分析的基础上，本章节将开展一项历时性的案例分析，力求在以下两个方面有所突破：

（1）前文主要呈现的是某一时间节点上的数据或静态案例对比，没有从县域医共体政策实践的全过程把握中国县域医共体组织模式选择的演进逻辑。考虑到中国医药卫生体制正经历深刻的变革，各地县域医共体组织模式也进行了相应的调整，从历时性视角观察县域医共体组织模式选择可以更加深刻地认识到中国县域医共体成员单位间整合层次的变化情况。

（2）虽然前文已经观察到不同组织模式的县域医共体在一定制度逻辑下呈现出“结构相似性与不一致性”，并发现了不同组织模式选择在资源异质性、治理结构以及制度环境方面的不同组态作用路径。然而，现有研究还没有从动态意义上追踪与考察差异化组织模式动态变化可能呈现出来的演化特征及其所蕴含的演变逻辑。

正因如此，本章节将开展一个嵌入定量数据的案例分析，在S县医共体10年建设历程中探究中国县域医共体组织模式选择遵循着怎样的动态调整逻辑，深刻认识其中所蕴含的理论价值和现实指导意义。

第一节　资源、结构、环境与县域医共体组织模式选择的再思考

早在20世纪80年代，我国卫生行政主管部门（当时称作“卫生部”）

提出了乡镇村卫生组织一体化建设，不同地区县卫生局、相关行政部门、乡镇卫生院、村卫生室以及村委会这五方行动者的主体特征及其互动关系构成了差异化乡村卫生组织一体化建设的制度环境与组织场域。由于乡镇村一体化建设的事权全部落在县级政府，在县级财力有限的条件下，乡镇村卫生组织一体化建设并不顺利，难以应对人民群众日益增长的健康需求①。到了20世纪末，随着城乡二元分化的加剧，医疗卫生资源配置结构性失衡问题愈加凸显，整合城乡资源成为医药卫生体制改革的新思路，通过市场机制组建“医疗集团”则成为一种新举措。当时，各地形成了一批关于“医疗集团”的改革实践样例与研究报告，并有许多学者就此认为建设与发展“医疗集团”是医药卫生体制改革的必然趋势②③。然而，在市场经济体制建设不甚完备的条件下，“医疗集团”在整合城市医院与基层卫生院的协作行动中困难重重。更何况，农村基本医疗保障制度（当时称为“新型农村合作医疗”）在较大程度上释放了早先被压制的农村医疗卫生服务需求，从需求侧诱致了基层医疗卫生服务供给体系的整体性变革，要在城乡医疗卫生资源结构性失衡的条件下扭转中国基层医疗卫生服务供给体系碎片化的局面仍是任重而道远。可以说，中国基层医疗卫生事业不充分、不均衡发展的基本事实，推进了学界和政界从供给侧与需求侧探讨何以解决医疗卫生资源配置的结构性矛盾。在这种背景下，越来越多的学者指出，为了更好地解决人民群众日益增长的健康需求与不平衡不充分的医疗卫生服务供给之间的矛盾，变革县域医疗卫生组织模式，推进基层医疗卫生资源整合并建立无缝隙的医疗卫生服务递送系统已是迫在眉睫。

2009年，《中共中央、国务院关于深化医药卫生体制改革的意见》提出：“进一步健全以县级医院为龙头、乡镇卫生院和村卫生室为基础的农村

---

① 匡莉，冯惠强，马远珠：《推进乡村卫生组织一体化的障碍——基于行动者中心的制度主义分析》，《中国卫生政策研究》2012年第6期。

② 马连光，李来明：《发展医疗集团是医疗体制改革的必然趋势》，《中国社会医学》1993年第6期。

③ 金其林：《组建医疗集团若干问题的探讨》，《中国医院》2000年第5期。

医疗卫生服务网络”，以县级医院为牵头单位的农村三级服务网络的重建在很大程度上凸显了医疗卫生服务体系整合的战略意义。这一时期，各地以基层医疗卫生机构建设和基层医疗卫生队伍建设为重点任务，极大地改变了基层医疗卫生资源的配置情况，但仍未能建成分级诊疗服务体系。2016 年，中共中央、国务院印发了《“健康中国 2030”规划纲要》，提出全面建成体系完整、分工明确、功能互补、密切协作、运行高效的整合型医疗卫生服务体系，以医疗联合体等来创新医疗卫生服务供给模式，在 2030 年基本实现健康领域治理体系和治理能力现代化。2016 年，《国家卫生计生委关于开展医疗联合体建设试点工作的指导意见》出台，为县域医共体政策实践提供了方向性指导。但是，由于医疗联合体与县域医共体的政策实践涉及财政部门、人力资源和社会保障部门等政府职能部门的广泛合作，多部门联合行动面临协调不力等方面的困局。鉴于此，《国务院办公厅关于推进医疗联合体建设和发展的指导意见》出台，以政策文件背后所体现的“政治势能”来提高各省市县县域医共体政策执行效力。可以看到，以 2017 年《国务院办公厅关于推进医疗联合体建设和发展的指导意见》的出台为重要节点，“县域医共体”作为“政策话语”引起了学界和政界的广泛关注和深度研讨，并在全面深化改革的重要时期成为反复出现的热点“学术话语”。至此，县域医共体的学术话语和政策话语进行了充分链接，推进了更具有实质意义的县域医疗卫生服务共同体建设，并推动县域医共体进入更加紧密合作的建设阶段。

为了更为精准地指导各地县域医共体建设，2019 年，国家卫生健康委、中医药管理局发布了《关于推进紧密型县域医疗卫生共同体建设的通知》，并以《关于开展紧密型县域医疗卫生共同体建设试点的指导方案》《紧密型县域医疗卫生共同体建设评判标准和监测指标体系（试行）》等为配套文件，指导全国 500 多个试点县域进一步推进县域医共体建设和发展进程。为了加快建设分级诊疗体系，全面深入地推进“健康中国”战略，中国各级政府创新医疗卫生服务供给模式，鼓励各地推广建设县域医共体，基本构建起

“纵向合作、横向互补与竞争”的县域医疗卫生服务网络。可见，以2019年《关于推进紧密型县域医疗卫生共同体建设的通知》的出台为另一重要节点，国家卫生行政主管部门指导推进我国县域医共体政策实践向更加紧密的县域医共体政策实践转变。此外，2019年底暴发的重大突发公共卫生事件暴露了我国基层医疗卫生服务体系的薄弱环节，同时，各县域医共体政策试点县在控制卫生健康风险与保障正常医疗卫生服务供给和社会稳定发展方面的积极作为，进一步凸显了建设有韧性的县域健康治理体系的重要价值。这一时期，国家卫生健康委、中央编办、国家发展改革委等10部门在2023年印发《关于全面推进紧密型县域医疗卫生共同体建设的指导意见》，以更为成熟的制度框架进一步明确和完善“县域医共体”的控制卫生健康风险与保障正常医疗卫生服务供给和社会稳定的“重要功能”。

在上一章节的研究中发现，资源异质性影响着组织内部结构设计，但资源异质性对差异化组织模式选择的作用力并不显著。县域医共体政策实践是一个高度复杂的社会问题，是各县域基于本地特定资源条件的整合策略选择。在中央顶层设计与县域医共体政策实践的背景下，各级财政进一步加大对基层医疗卫生服务的投入力度，各地医疗卫生资源配置格局也发生了深刻的变化。那么，县域医共体组织模式选择又发生了怎样的变化？有着怎样的变化特征？这些变化背后又蕴含着怎样的治理逻辑？这些问题都是亟待探讨的现实问题。

本章节将以一个嵌入定量数据的案例分析来讨论与验证县域医共体政策实践“先行试点”“推广建设”“全面推开”三个发展阶段的不同制度背景下，政府外化控制状态、县域医共体牵头医院对成员单位的集权化程度与县域医共体组织模式选择的动态调整逻辑。目前，大量研究着墨于医疗联合体模式与分级诊疗效益关系，[①] 一些研究指出，由于公立医院在医药卫生体制改革进程中进展缓慢，医疗联合体的发展方向是选择更为紧密的整合服务模

① 肖俊辉等：《从新医改政策效果论医联体模式选择》，《西安电子科技大学学报（社会科学版）》2016年第4期。

式。同时，越来越多的研究开始关注整合医疗卫生服务模式对资源配置优化的正向调节作用，如，荷兰学者Janse[①]以“结构—过程—结果”的概念框架构建整合医疗质量评估量表，对老年群体的整合医疗实践模式进行准实验研究，证实了一个广泛认可的假设，即适宜的整合结构有利于促进专业人员之间的整合过程；Evans[②]以共享心智模型框架分析跨专业与跨组织间的关系强度，发现其有助于促成参与者在情感、认知、行为等方面的共同改进，进而推进医疗卫生服务的整合进程。当然，治理结构必然嵌入在一定的制度环境中，应制度环境需要而生成的治理结构在多元组织合作进程中助益于战略共识的达成与治理效果的提升；同时，调整与变革现行治理结构也存在一定的滞后性，即医疗卫生服务主体行动存在路径依赖特性，这就必然影响到各医疗卫生服务主体的资源条件与医疗卫生服务主体间的相互依赖程度。质言之，县域医共体组织模式选择将随着资源条件的变化、治理结构的调整以及制度环境的变迁而发生改变。当然，不可否认的是，在快速变化发展的社会经济环境下，差异化组织模式选择的整合治理效果可以用来评判县域医共体组织模式选择对实现分级诊疗制度目标的意义所在。

在继续呈现研究案例之前，我们需要设置县域医共体效果产出的评价指标。鉴于县域医共体效果评价将面临一般网络型组织从组织层面、网络层面、共同体层面或整合三个层面进行评价所存在的模糊性、可行性困境，关于县域医共体效果评价的研究也需要对评价维度与具体评价指标进行理论论证与可行性分析。目前，考虑到评估的理论必要性与实施可行性问题，针对网络型组织或共同体组织的效果评价多是选择某一层面进行。正如普罗文和米尔沃德所言，如果必须进行取舍，那么从共同体层面所进行的效果评价是最优选择，这是因为从共同体层面所开展的效果评价将涵盖组织层面和网络

① Janse B, et al. “Do Integrated Care Structures Foster Processes of Integration? A Quasi-experimental Study in Frail Eelderly Care from The Professional Perspective.” *International Journal for Quality in Health Care*, Vol. 28, No. 3, June 2016, p. 376.

② Evans J M, et al. “A Cognitive Perspective on Health Systems Integration: Results of a Canadian Delphi Study.” *BMC Health Services Research*, Vol. 14, No. 1, May 2014, pp. 222.

层面效果评价的结果。此外，2023年中共中央办公厅、国务院办公厅印发的《关于进一步完善医疗卫生服务体系的意见》指出，要完善以医共体为单位的绩效考核，从就医和诊疗秩序、医疗卫生服务能力、医疗卫生资源利用、医保基金使用效能等方面考核医共体整体绩效。考虑到中国县域医共体政策实践的目标是以医疗卫生资源整合来实现分级诊疗制度建设目标，中国县域医共体成员单位之间的协作状况重点指向患者就医过程中所反映出来的诊疗秩序与基层医疗卫生服务能力提升状况，结合2015年《分级诊疗试点工作考核评价标准》提出的“基层医疗卫生机构诊疗量占总诊疗量比例≥65%”和“县域内就诊率提高到90%左右，基本实现大病不出县”等要求，作者认为可以重点从“诊疗人次”“住院人次”“病床使用率”等指标来对县域医共体效果产出进行刻画。当然，基于对数据可获得性的现实考量，本章节内容对县域医共体政策实践不同阶段的产出效果的关注与刻画有所差异。

第二节　案例呈现

S县是我国县级公立医院改革第二批试点县。改革前，S县面临着医疗卫生资源匮乏与县乡医疗卫生资源配置失衡的“双重困境”，一方面，县域医疗卫生资源匮乏，县乡医疗卫生服务水平非常有限。据统计，该县2014年有近40%的新型农村合作医疗诊疗报销资金流到县外；另一方面，县域医疗卫生资源配置失衡，优质医疗卫生资源集中在县级医院。在2010—2014年间，S县乡镇卫生院共有189人流失；2014年，S县有8名乡村医生提出辞职，基层医疗网底面临“破洞”危机。在没有中央顶层设计的情况下，S县在2014年已经开始推进县域医共体政策实践（需要注意的是，S县县域医共体政策实践的组织模式选择不同于政策话语中的“一体化改革”），重点关注乡村医疗卫生服务能力提升，探索县乡村医疗卫生服务整合发展路径。

如本书第四章研究内容所述，无论是契约式组织模式，或是管理型组织模式，还是一体化组织模式，都是紧密型县域医共体政策框架内的行动选择，回应了紧密型县域医共体建设和发展的政策要求；相较于契约式组织模式，管理型组织模式和一体化组织模式是整合层次更高的县域医共体政策实践。本章节进一步指出，区别于管理型组织模式，以一体化组织模式推进县域医共体建设必然要求成员单位共同配置“医保基金”这一最为关键的资源，也就具有更高的整合层次。在S县县域医共体政策实践进程中，各级政府在S县县域医共体政策实践“先行试点”“推广建设”“全面推开”三个阶段相继出台相关“指导意见”与“实施方案”（见图5-1），以“政府”为主要行动方的各主要治理主体探索了协同推进S县县域医共体政策创新实践，各级政府及卫生行政主管部门的行动策略形塑S县县域医共体政策实践的治理格局，并推进S县不断探索与推进更为紧密的县域医共体政策实践——由先行试点阶段的“人员、财务、业务三个方面的有限统一管理”向“行政、人员、财务、业务、药械及绩效等六个方面的统一管理”转变，并在全面推开时期探索以“医保基金”为纽带的利益共同体建设，不断提升S县县域医共体的整合层次。10年的改革进程中，S县县域医共体政策实践在实现基层首诊、上下转诊等分级诊疗制度目标方面取得了显著的成绩，为本章节开展历时性案例研究提供了丰富的经验材料。

	2014年	2016年	2019年
主要阶段	一体化改革试点	医共体建设	紧密型医共体建设
主要阶段	2014年，印发《医疗卫生服务县乡一体化改革实施方案》	2016年，出台《深化医疗卫生服务县乡一体化改革实施方案》	2019年，出台《医疗集团建设工作实施方案》
市级层面	2015年，印发《县乡医疗服务一体化管理工作实施方案》	2016年，出台《建立完善分级诊疗制度实施方案》；2018年，出台《深入推进医疗联合体建设实施方案》	
省级层面	2016年，印发《推进县乡医疗服务一体化管理试点工作指导意见》	2017年，印发《加快推进医疗联合体建设和发展实施方案》	2022年，出台《全面推进紧密型县域医疗卫生共同体建设的实施意见》

图5-1　S县县域医共体政策实践的制度框架

基于此，本书将以S县10年的改革历程来呈现县域医共体政策实践“先行试点”“推广建设”“全面推开”三个发展阶段的不同制度背景下政府外化控制状态、牵头医院对成员单位的集权化程度与县域医共体组织模式动态选择的内在联系，在历时10年的县域医药卫生体制改革经验中进一步揭示县域医共体组织模式选择的动态调整逻辑。

一、先行试点阶段

在先行试点阶段，S县委、县政府采纳了相关负责人提交的“发挥乡镇卫生院作用关键在于留住医生”的提案，在2014年10月以“县委办公室”“县人民政府办公室”的名义印发了《医疗卫生服务县乡一体化改革实施方案》，以“县乡一体化改革”为突破口，推动S县县域医共体政策实践。在这一阶段，S县成立了县乡一体化改革工作领导小组，由县人民政府“常务副县长”担任领导小组组长，并以所印发政策文件的高合法性切实推动S县医共体政策实践进程。根据这一阶段所印发的《医疗卫生服务县乡一体化改革实施方案》的规定，原有的机构设置和行政建制不变，乡镇卫生院公共卫生职责与任务不变，收费标准不变，S县不断完善财政投入机制，即，在国家、自治区和县本级财政对县人民医院和乡镇卫生院的补助政策和标准不变的基础上，S县财政每年从公共财政预算中另外安排经费支持实施县乡医疗卫生服务一体化管理，主要用于县、乡两级医疗卫生机构的基础设施建设、医疗设备更新等。事实上，这一时期的“统一管理”主要指向县级医院对乡镇卫生院进行人才、技术、培训、管理等方面的“帮扶”，由县人民医院对本县范围内9家乡镇卫生院实施人员、财务、业务三个方面的“有限统一管理”，整合层次相对较低。与此同时，由于S县经济社会条件相对落后，这一时期S县县域医共体政策实践以“乡村一体化建设”为突破口，即，重点做好乡村医生的统一管理等专项工作。

表 5-1　S 县医共体政策实践初期的整合成效

年度	门诊人次增长率		住院人次增长率		总收入增长率	
	县级医院	基层医疗卫生机构	县级医院	基层医疗卫生机构	县级医院	基层医疗卫生机构
2014—2015	0.09	0.02	0.00	0.34	0.11	0.27
2015—2016	0.09	0.01	0.14	0.12	0.20	0.18
2016—2017	0.06	−0.05	0.14	0.03	0.14	0.11

资料来源：作者根据依申请公开政府信息整理。

从政策实践效果来看，以“首诊在基层，小病不出乡，大病不出县”为制度目标，S 县县级医院和基层医疗卫生机构的门诊人次和住院人次、县级医院和基层医疗卫生机构的总收入在 2014—2015 年度整体得到增长（见表 5-1）。当然，由于 S 县县域医共体政策实践是一项专项政策实验，其政策实验的主要目标是在县域范围内探索形成推动优质医疗卫生资源优化配置的能复制、可推广的服务模式。也正是由于县域医共体政策实践仍处于“先行试点”阶段，各级财政部门对县医院和乡镇卫生院补助政策和标准基本保持不变，行政压力下的“强制性联合”使得 S 县县域医共体政策实践改革在“政策引导”与“行业规范”方面的探索相对不足，S 县县域医共体政策实践的整合层次有限（主要指向人员、财务、业务三个方面的有限统一管理，未能实现更高层次的整合）。可以看到，在 2016—2017 年度，部分基层医疗卫生机构的门诊人次一度出现下降态势，在一定程度上影响了部分基层医疗卫生机构参与县域医共体政策实践的积极性和主动性。

二、推广建设阶段

在推广建设阶段，S 县党政“一把手”组织相关职能部门开展调查研究，并于 2016 年继续出台了《深化医疗卫生服务县乡一体化改革实施方案》，有力回应了县域医共体政策实践更高层次的“整合”需要。这一时期，为了更好地贯彻落实《国务院办公厅关于推进分级诊疗制度建设的指导意见》和《国务院办公厅关于推进医疗联合体建设和发展的指导意见》等文件精神，S县所属省、市级政府均出台了与县域医共体政策实践相关的实施方案。如图5-1所示，省、市级政府层面出台的政策文件的发文“位阶”得到了提升，以市级层面的“府规”和省级层面的“政办”分别取代“市府办”和“卫体改”来编号印文，以上一级政策文件的合法性提升及其背后所蕴含的政治势能的增强来进一步强化S县医共体政策的执行效力，有力地支持了S县医共体政策实践。

在具体的政策实践中，S县成立了以“县委书记、县长”为“双组长”的改革领导小组，不断推进政府体制机制改革，统筹推进县卫生行政主管部门、县委编办、县财政部门等合力建设“横向联动、纵向延伸”的县域医疗卫生服务新格局，由县级3家公立医院（县人民医院、县中医院和县妇幼保健院）来共同管理S县域范围内的10个乡镇卫生院，以整合层次更高的组织模式推动S县县域医共体政策实践，促进基层医疗卫生服务能力整体提升和县域医疗卫生资源优化配置。根据2016年出台的实施方案，S县大胆探索“县乡统编”和“县招乡用”的人才引进、使用新机制，将招聘到的各类专业卫生技术人员充实到基层，着力解决基层（主要是乡镇卫生院）临床医生紧缺的情况。2016年至2017年上半年，S县财政还设立专项资金，继续更新县、乡两级医疗卫生机构基础设施与医疗设备。各级财政也加大对县级医院及乡镇卫生院业务用房项目投入，整体改善了S县县级医院和基层医疗卫生机构的服务能力。此外，S县不断优化调整在岗乡村医生从业管理的相关规定，建立健全乡村医生管理体制机制，以各级财政支持村卫生室改造升级、保障乡村医生待遇，全面提升乡村医生服务能力。据调查，从2016年起，S县财政每年还划拨200万元专项经费用于乡村医生的绩效补助，为乡村医生的统一管理及县乡一体化改革提供了一定的财力支持，解决了上文提出的S县基层医疗网底面临的“破洞”危机。

如表5-1所示，尽管S县基层医疗卫生机构的门诊人次在2016—2017年度一定程度上出现了下降趋势，但S县县级医院和基层医疗卫生机构的服务能力不断提升，县域范围内的整体诊疗人次增加，县级医院和基层医疗卫生机构的住院人次持续增加，S县医疗卫生机构的收入水平也稳定上升，增进了人民群众的就医获得感。

三、全面推开阶段

在全面推开阶段，S县委、县人民政府研究出台了《医疗集团建设工作实施方案》，以“医疗集团”为载体，全面整合全县范围内的优质医疗卫生资源，及时回应了国家层面出台的《关于推进紧密型县域医疗卫生共同体建设的通知》《关于开展紧密型县域医疗卫生共同体建设试点的指导方案》等文件精神，也充分响应了加快推动卫生健康工作理念、服务方式从以“治病”为中心转变为以“人民健康”为中心的核心要求。这一阶段，S县所属省域又在省（区）级层面研究出台了以“政府办”编号的关于县域医共体政策实践的专门性政策文件，进一步凸显了县域医共体政策实践这一重大民生工程所具有的“政治信号”，并以“省政府办公厅”在政府职能部门中的“高协调能力”提升省内各地县域医共体政策实践的“政治势能”，有力地保障了S县全面推进更加紧密的县域医共体政策实践进程。

可以看到，这一时期的县域医共体政策实践不仅体现了S县政府各个部门的“重要治理措施政策”经过“筛选”在县级层面的一种“汇合”，还形成了一定的制度惯性。尽管S县调整了公立医院管理委员会成员构成（由“县长”担任委员会主任取代了过去以“县委书记、县长”为“双组长”的改革领导小组），但在更为成熟的制度框架下，S县政府维持了对“县域医共体”这一政策实践的“高位关注”，推进优质医疗卫生资源下沉，关注人民群众的就医体验。在具体政策实践中，S县党委和人民政府坚定履行县域医共体建设主体责任，成立了“集团党委”，探索推行现代医院管理制度，并推进县域医共体内部结构设计。根据《医疗集团建设工作实施方案》，S县坚持“六不变”原则，规定所属医疗卫生机构单位性质不变、人员编制不变、职责任务不变、优惠政策不变、原有名称不变、政府投入保障机制不变，深入推进行政、人员、财务、业务、药械及绩效等六个方面的统一管理，以更高整合层次的组织模式变革积极推动县域医疗服务能力和使用效率的“双重提升”，在分级诊疗制度建设方面取得了显著成效。

为了更好地推进S县紧密型县域医共体政策实践，S县继续深入探索“县乡统编”人事制度改革，并于2020年在本省率先落实乡村医生“乡聘村用”的政策，以保障乡村医生合法权益，保证农村居民获得便捷、优质的基本公共卫生和基本医疗服务为重要内容，推动印发《S县乡村医生从业管理规定的通知》，探索逐步壮大乡村医生人才队伍的方法；同时，以《S县医疗服务共同体医保支付方式改革实施方案（试行）》为依据，在2020年1月开始推进以“收支预算管理、付费总额控制、健全多元复合支付方式”为重要内容的医保支付方式改革，进一步提升县域医共体政策实践的整合层次——以“医保基金”为纽带，适时调整医保基金预付结算模式（2020年至2022年6月，S县医保经办机构于每月10日前根据医共体各成员单位平均月度住院统筹基金指标的95%向医共体牵头单位预拨住院统筹基金；2022年7月开始，S县医保经办机构每年初以医共体各成员单位上年度的月均医保费用为基数，预付2个月医保费用，以减轻医共体各成员单位资金垫付压力），不断探索利益共同体建设（也就是前文中所述的“一体化”组织模式），充分调动S县医共体“控制医疗卫生成本”与“提高医疗卫生服务质量”的积极性和主动性。如表5-2所示，以2018年医疗卫生资源配置为重要参照，在2019—2023年间，S县顶住了重大突发公共卫生事件的冲击，不断优化全县医疗卫生机构布局，保障全县卫生技术人员数（主要指执业医师和注册护士）和床位数得到了较大程度的提升。

表5-2　2018—2023年间S县医疗卫生资源配置的基本情况

年份	医疗卫生机构数（含村卫生室）	床位数	执业医师数	注册护士人数
2018	140	1865	511	933
2019	140	2118	516	936
2020	242	2614	618	1143

续表

年份	医疗卫生机构数（含村卫生室）	床位数	执业医师数	注册护士人数
2021	233	2802	649	1294
2022	242	2861	684	1333
2023	249	3307	693	1422

资料来源：作者根据S县国民经济和社会发展统计公报整理而成。

进一步调查发现，S县进一步强化全县公共卫生业务的管理和服务职能，加大对乡村基本公共卫生服务的指导监督，进一步落实基层医疗卫生机构的公共卫生职能；同时，S县医疗集团依据本省《全面推进紧密型县域医疗卫生共同体建设的实施意见》等相关文件精神，坚定履行公共卫生服务主体责任，完善医防协同工作机制。在不断优化医疗卫生资源配置的基础上，S县顶住了重大突发公共卫生事件的冲击，将县域内就诊率稳定在较高水平（据调查，2022年S县的县域内就诊率为88.35%，2023年县域内就诊率达94.4%；县域内住院人次占比由2022年的69.34%提升为2023年的75.85%），并在2023年将S县的病床使用率提升至85.71%，以县域医疗卫生服务能力和县域医疗卫生服务使用效率的“双重提升”来进一步促成分级诊疗格局的形成，保障了县域医疗卫生服务的可及性，提高了居民的就医获得感。在2020—2023年间，S县医疗卫生服务使用的基本数据如表5-3所示。

表5-3　2020—2023年间S县医疗卫生服务使用的基本情况

年　份	总诊疗人次数（不包含核酸检测人次）	出院人数/人	病床使用率/%
2020	1771644	100092	76.47
2021	1678814	103105	70.84
2022	2006807	106188	72.25
2023	2000251	137386	85.71

资料来源：作者根据S县政府信息公开数据整理而成。

综上所述，S县10年县域医共体政策实践的历时性进程生动展现了各级地方政府及其相关部门、县域医疗卫生服务主体以及基层民众之间的互动情况。S县在医疗卫生领域的治理实践由“单一部门治理”发展为“跨部门治理”、由“单一层级的治理”探索发展为“上下级责任主体之间协同治理”，在回应人民群众健康需求的变革进程中形成了“共建共享”的健康治理理念与治理格局，是以“整体性政府”的治理优势应对卫生健康风险与保障正常医疗卫生服务递送和社会稳定发展的生动实践。可以看到，各级政府不断完善政策体系、拓宽政策主题，以相关配套制度建设逐步推进本区域以人民健康需求为导向的健康治理实践，回应了健康中国战略背景下健康治理走向“将健康融入所有政策”的变革需要①。

第三节　研究发现

改革10年来，在分级诊疗制度建设和医疗联合体政策框架下，S县医共体建设进行了较为深入的实践探索。S县县域医共体政策实践由先行试点阶段的“人员、财务、业务三个方面的有限统一管理”向“行政、人员、财务、业务、药械及绩效等六个方面的统一管理”转变，并在全面推开时期探索以“医保基金”为纽带的利益共同体建设，不断推进整合层次更高的县域医共体政策实践，逐步探索构建起一个以“人民健康”为中心，服务高效、资源共享、利益共担的县域医疗卫生服务格局。

在县域医共体组织模式动态调整的进程中，以“政府”为主要行动方的权力结构关系调整反映出制度安排与治理逻辑的动态平衡——在改革伊始，S县探索以“常务副县长”为领导小组组长来推进县域医共体政策试点；在推广建设阶段成立了以县委书记、县长为“双组长”的改革领导小组，探索

① 陆杰华，刘芹：《从理念到行动：健康中国战略的公共治理逻辑分析》，《社会政策研究》2019年第4期。

“高位推动”县域医共体政策实践；在全面推开阶段则在制度化的县域医共体政策框架下由“县长”来继续推进县域医共体政策实践，维系了县域医共体政策实践的“高位关注”（见图 5-2）。

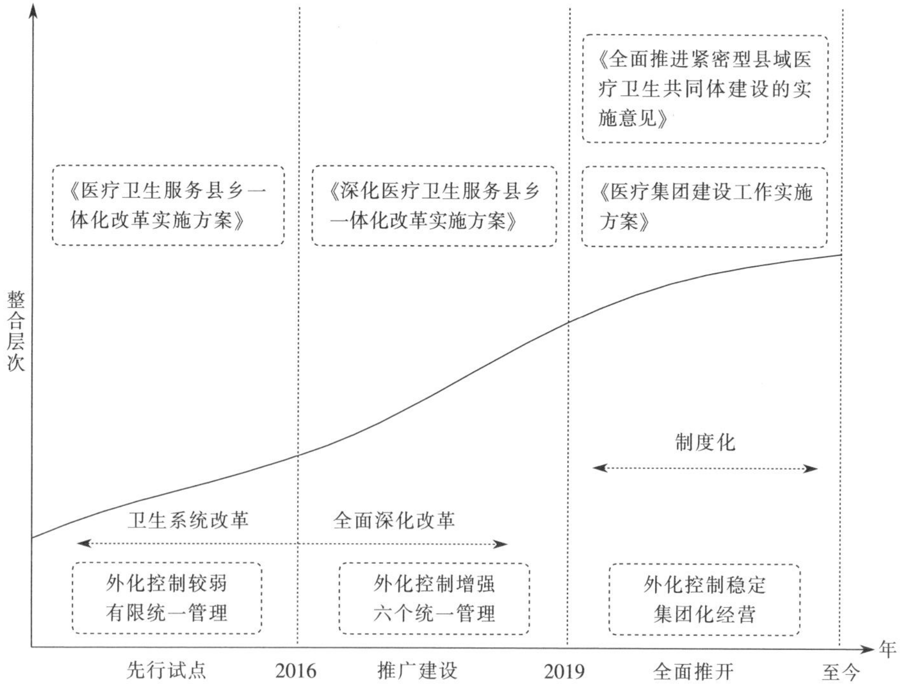

图 5-2　S 县医共体政策实践的整合历程

可以看到，在先行试点阶段，S 县在县级政府层面出台了高合法性的政策文件，但由于政府外化控制程度相对较弱（以“常务副县长”为领导小组组长的政策试点能够调动的行政力量和财力支持相对有限），S 县医共体建设主要在卫生系统内部推动，即，由县级医院推动县乡医疗卫生服务主体在人员、财务、业务三个方面的有限统一管理。据调查，这一时期的有限统一管理主要指向县级医院对乡镇卫生院进行人才、技术、培训、管理等方面的“帮扶”，整合层次相对有限。随着改革的深入推进，S 县根据中央顶层设计进行了政策调整，以党政联合发文的形式维持了县级政策文件的高合法性，以县委书记、县长为“双组长”的改革领导小组来调动县域范围内的行政力量和财力支持，实现了政府对医共体高强度的外化控制，并以牵头医院对成员单位在行政、人员、财务、业务、药械及绩效六个方面的统一管理来实现更高层次的整合，全面推进S县医共体政策实践。到了全面推开阶段，S县医共体政策实践在省市县三级层面的政策体系不断完善，以成熟稳定的制度框架维系了S县对县域医共体政策实践的“高位关注”。在这一时期，县级政府及卫生行政主管部门转变行政理念，从过去“控制管理”的行政理念向“服务与支持”的行政理念转变，赋予县域医共体一定的“自主权”，支持县域医共体成员单位不断加强内部结构设计，成立了医疗集团党委，将各成员单位党组织全部划归集团党委统一管理，成立了财务资产管理部、医保管理部、公共卫生管理服务部等八个部门和医学检验中心、医学影像中心、远程会诊中心等六个中心，构建以“医疗集团”统筹管理全县13家成员单位的集团化运营管理体系，探索共商共建共享一个更加灵活、高效、贴近民生的基层健康服务体系，不断推进S县探索更高整合层次的县域医共体政策实践。

如上文所述，在全面深化改革、推进中国式现代化的历史进程中，未来县域医共体建设必然更多地涉及政府体制机制改革和县域医共体内部治理机制建设，需要不断完善县域医共体政策实践的制度框架，并在紧密型县域医共体制度框架下探索政府外化控制与医共体自主建设之间的动态平衡。本章节在S县县域医共体历时性建设进程上验证了本书第四章的主要观点和部分结论，并进一步发现了紧密型县域医共体政策下县域医共体政策实践的治理逻辑。

其一，以县域医共体政策实践为契机的卫生系统改革应是由“整个政府”而不是单个卫生行政部门推进的，且更高整合层次的县域医共体须适配更为规范化、标准化的制度环境。本书指出，县域医共体政策实践在一些试点县已然代表了政府各个部门的“重要治理措施政策”经过“筛选”在县级层面的一种“汇合”，体现了从中央到地方“将健康融入所有政策”的治理思路。各试点县域从“整体性政府”而非仅仅从卫生行政主管部门那里获得行政支持和相关的财政支持，这在S县医共体政策实践中得到了很好的体现。在先行试点阶段，S县县域医共体政策实践由县级医院对乡镇卫生院的人事、财务和业务进行有限统一管理，整合层次相对有限。这一时期，S县探索以县人民政府“常务副县长”为县域医共体政策实验的领导小组组长，较为有力地推进了县域医共体政策实践进程。但由于以“常务副县长”为改革领导小组组长所具备的政府外化控制程度相对有限，S县县域医共体政策实践也遇到了一定的阻力。在推广建设阶段，S县推进行政、人员、财务、业务、药械及绩效等六个方面的统一管理，牵头医院对成员单位的集权化程度更高，也触及更深层次的体制机制改革。这一阶段，S县政府的外化控制程度显著提升，成立了以县委书记、县长为“双组长”的改革领导小组，统筹推进县卫生行政主管部门、县委编办、县财政部门、县人力资源和社会保障部门等合力建设“横向联动、纵向延伸”的县域医疗卫生服务新格局。在全面推开阶段，S县进一步提升县域医共体政策实践的整合层次——以“医保基金”为纽带，探索利益共同体建设（也就是前文中所述的一体化组织模式）。这一时期，S县成立了集团党委，进一步加强了牵头医院对成员单位的集权化程度，并不断探索县域医共体成员间的内在合作机制，还在省市县三个层级进一步完善了相关制度设计，以更加完善的制度体系建设进一步推进县域医共体政策实践。综上，S县县域医共体政策实践不仅呈现了以“整体性政府”推进县域医共体政策实践的治理优势，还在历时性进程上进一步验证了第四章的结论，　是强有力的政府控制对选择管理型组织模式的县域医共体政策实践的影响更大（这是因为采用管理型组织模式的县域医共体建设通常更多地触及政府体制机制改革，这就需要政府各职能部门之间的紧密协作与有效配合）；二是更高整合层次的县域医共体政策实践与更具有规范性、更加标准化的制度环境较为相容。一方面，更为完善的政策体系为S县县域医共体政策实践提供了相对规范和具有可操作性的政策依据，为S县县域医共体不断变革组织模式、探索适合本地实际情况的县域医共体政策实践提供了制度框架；另一方面，S县不断探索更高整合层次的县域医共体政策实践必然涉及政府体制机制改革，要求及时出台更具规范性、更加标准化的政策文件，形成县域医共体政策实践的制度空间。

其二，县域医共体政策实践走向多主体合作治理的行动逻辑。如前文所述，健康问题是一个公共问题，需要越来越广泛的合作，过去“行政管制”的行动逻辑已然不再适用于紧密型县域医共体政策下各地县域医共体政策实践的现实需要，必须以“整体性政府”的治理优势获得整个社会的支持，切实推进县域医共体政策实践的发展进程。在调查中发现，在行政主导的“合作”供给医疗卫生服务的中国模式下，“政府”在很大程度上决定着其他组织的生存空间，许多分院、非建制医院的配套资金不够、建设标准较低。为了鼓励与支持社会力量参与医疗卫生服务供给，建设与发展县域医共体必须促进政府办医疗机构、社会办医疗机构以及私人办医疗机构的协同发展，S县鼓励民营医疗机构与全科医生团队提供个性化签约服务；鼓励社会力量开办医疗机构及康复、护理机构等，参与到县域医共体建设进程中；支持社会力量开办医疗机构，参加专科联盟建设，提升县域医疗卫生机构的专科诊疗水平，满足基层人民群众多元化、差异化、个性化的医疗卫生服务需求。作者在调查中还发现，在县域医共体政策实践进程中存在着多元参与者，包括公益性质的公立医院、乡镇卫生院，和社会办医疗卫生机构、医药公司、信息技术公司、社会企业等等，这些多元主体之间的相互作用影响了县域医共体政策制定、执行、评估、调整等方面。为了进一步增强基层医疗卫生服务能力，2017年政府工作报告明确指出要全面启动多种形式的医疗联合体建设试点；同年4月，《国务院办公厅关于推进医疗联合体建设和发展的指导意见》指出，根据社会办医疗机构意愿，可将其纳入医疗联合体；同年5月，《国务院办公厅关于支持社会力量提供多层次多样化医疗服务的意见》印发，明确鼓励社会办医疗机构在全科医疗服务、专业化服务领域、中医药服务等方面提高医疗服务水平；2023年，国家卫生健康委、中央编办等10部门联合印发了《关于全面推进紧密型县域医疗卫生共同体建设的指导意见》，明确可以根据自愿原则，鼓励引导社会力量办医疗机构加入县域医共体。这些政策文件的出台不仅鼓励和支持社会力量参与医疗卫生服务供给，还以完善的政策体系基本框定了医药卫生体制改革大背景下政府举办医疗卫生机构与社会办医疗机构协同运转的治理架构。

其三，以“政府”为中心的多元主体合作治理的行动逻辑稳步形成。面对“碎片化”的医疗卫生服务系统和“分散化”医疗卫生服务责任的挑战，当前的健康治理范式正在重新关注“政府”在医药卫生体制改革进程中的“元治理”角色。实践已经证明，卫生治理问题事关国计民生，中国治理场景下的县域医共体建设实际上是以“政府”为中心的多元主体协调推进健康领域治理体系和治理能力现代化的历史进程。S县医共体诉诸跨部门合作、跨层级合作和跨领域合作的创新实践历程，是整体性动态治理在基层医疗卫生服务治理领域的具象化呈现，回应了本书第二章节关于各级政府探索以“整体性政府”的治理优势推进政府相关部门、县域医疗卫生服务主体以及基层民众之间互动的进程，有力地推动了县域医共体建设进程的研究论断。在S县医共体政策实践中看到，各治理主体（政府、医疗卫生服务提供者和居民）以“健康共识”推进相关行政部门达成决策整合，以“纵向合作、横向互补与竞争”的服务供给体系达成运行竞合，在医防协同的实践进程中以“共建共享”的治理思路达成“人人健康”的治理目标，最终将整体性动态治理的理念与方法嵌入政医社融合的实践进程。具体而言，在决策层面，S县确立以“患者”为中心的健康服务模式，在跨部门合作的基础上将县域医共体政策实践融入“健康广西行动”等更宏观的政策层面，进而推进“将健康融入所有政策”的实践进程；在过程层面，S县建设“纵向合作、横向互补与竞争”的健康服务网络，逐步实现由3家县级医院对乡镇卫生院的统一管理，实现了政府层级控制与医共体自主发展之间的动态平衡，支撑县域医共体的整合式运行进程；在结果层面，S县以整体性动态治理逻辑指导建设健康合作治理网络，正确处理政府、医院与社会主体间的互动关系，以三者的融合发展促成县域医共体建设与发展，有力实现了在基层有效应对卫生健康风险与保障正常医疗卫生服务递送和社会稳定发展的健康治理目标。

第四节　本章小结

本章节以S县县域医共体政策实践在共同体层面的整合效果呈现了“先行试点”“推广建设”“全面推开”三个阶段的制度环境下政府外化控制状态、牵头医院对成员单位的集权化程度与县域医共体组织模式选择的内在联系，并在S县历时10年的改革进程中揭示了县域医共体组织模式选择的动态调整逻辑，即，在紧密型县域医共体政策背景下，S县县域医共体政策实践向更加紧密合作的县域医共体政策实践演进（由先行试点阶段的“人员、财务、业务三个方面的有限统一管理”向“行政、人员、财务、业务、药械及绩效等六个方面的统一管理”转变，并在全面推开时期探索以“医保基金”为纽带的利益共同体建设，以整合层次更高的县域医共体政策实践，逐步构建起一个以“人民健康”为中心，服务高效、资源共享、利益共担的县域医疗卫生服务格局），以更高整合层次的县域医共体政策实践实现了分级诊疗制度建设目标。S县县域医共体政策实践是欠发达地区推进县域健康治理体系和治理能力现代化建设的可行路径，为其他欠发达地区提供了一定的经验参考。

在县域医共体组织模式动态调整的进程中，以“政府”为主要行动方的权力结构关系调整反映出制度安排与治理逻辑的动态平衡。在我国全面深化医药卫生体制改革的大背景下，本书再次强调县域医共体政策实践是一个渐进的改革过程，遵循医疗卫生服务机构整合发展的客观规律，即，一定的制度安排必然要求具备与之相适应的权力结构关系，并要求为之进行内部结构设计，因地制宜探索利益共享、责任共担的治理模式。与此同时，随着改革的深入，要强化上级医疗机构与基层医疗卫生服务中心的整合力度，鼓励上下级医疗卫生机构探索建立自我管理、自我服务与自我发展的自主性网络组织，提升医疗服务主体总诊疗收益、降低总诊疗成本，增加医疗卫生服务主体选择整合策略的积极性。这将从根本上解决分级诊疗制度建设“基层首诊、上下转诊中动力不足”等相关问题，实现政府层级控制与医共体自主发展之间的动态平衡。

基于上述发现，本书还提出了一些政策建议。首先，地方政府须从本地区实际情况出发，以“患者”的健康需求为导向，将健康绩效评价等“民生”指标纳入各级政府绩效考核，并适当增加分级诊疗体系建设在试点县卫生行政主管部门及其他相关行政部门绩效考核中的比重，重点增进各级卫生行政主管部门与医疗保障机构推动分级诊疗体系建设的积极性和主动性。其次，在我国以制度文件协调中央与地方关系并将中央与地方事权划分与支出责任匹配与落实到医疗、养老等重要公共服务领域的大背景下①②，各级政府必须以制度化的财政、行政支持来保障区域医疗卫生服务网络的中长期建设，切实改善基层医疗卫生机构的诊疗条件，确保其能够承接“基层首诊、上下转诊”的重任，从而提升医疗服务体系整体效益，提升人民群众的就医获得感。最后，各地各级政府要从全域视角思考“人民健康”这一事关国计民生的重大命题，充分利用卫生行政主管部门及相关行政部门的人才、信息、技术等资源，推动“将健康融入所有政策”的实践进程，以人民群众健康福祉的提升来充分体现各级政府“为社会、为公众服务”的行政价值，切实增进地方政府公信力。

当然，面对医疗卫生服务领域不断涌现的新情况与新挑战，有必要在健康中国战略背景下完善各个行业、各个部门的健康政策法律法规体系，“将健康融入所有政策”，推动县域医共体走向“健康共同体”，推动健康领域治理体系和治理能力现代化走向深入。这些都是未来需要进一步研究的问题。

---

① 党秀云，彭晓祎：《我国基本公共服务供给中的中央与地方事权关系探析》，《行政论坛》2018年第2期。

② 唐亚林：《新中国70年：政府治理的突出成就与成功之道》，《开放时代》2019年第5期。

第六章　结论与展望

中国医药卫生体制正历经深层次的变革。在这样的背景下，中国县域医共体政策实践成为县域层面推进卫生系统变革的重要载体和实践手段。与此同时，公共治理领域的各种理论思潮在卫生领域变革中得以生动地体现，卫生治理理论范式从政府与市场的二元对立转向政府－市场－社会三者的互动协同。

本书结合资源依赖理论、结构权变理论以及制度理论的主要思想，提出了一个系统的理论分析框架，在实证检验基础上对研究发现做出深层次的检验，相关结论超出了理论预期，精细地刻画了资源异质性、治理结构及制度环境与县域医共体政策实践差异化组织模式选择之间的复杂作用关系，揭示了县域医共体组织模式选择的作用机制，对分级诊疗体系建设及县域医共体政策实践具有重要的理论价值和实践指导意义。

此外，本书还在一个历时性案例分析基础上揭示了县域医共体组织模式选择动态调整逻辑——向着更加紧密合作的县域医疗卫生服务共同体演进，以更高整合层次的县域医共体政策实践实现了分级诊疗制度建设目标，并通过卫生系统领域政府、医院与其他社会主体的互动逻辑揭示了新时代背景下中国政府治理模式向整体性与动态性治理范式演进的阶段进程。2024 年 7 月，《中共中央关于进一步全面深化改革 推进中国式现代化的决定》明确指出，要促进优质医疗资源扩容下沉和区域均衡布局，加快建设分级诊疗体系，推进紧密型医联体建设，强化基层医疗卫生服务，深化以公益性为导向的公立医院改革，建立以医疗服务为主导的收费机制，完善薪酬制度，建立编制动态调整机制。可以说，在经济社会转型的关键期，本书的研究契合党的二十届三中全会精神的要求，对当前及未来深化医药卫生体制改革具有重要的理论价值与实践指导意义。

第一节　研究结论

一、本书得出的基本观点

（一）中国县域医共体政策实践是压力型体制环境下的制度产物

中国县域医共体政策实践在一些试点县已经代表了政府各个部门的“重要治理措施政策”经过“筛选”在县级层面的一种“汇合”，体现了从中央到地方“将健康融入所有政策”的治理思路，从中可以透视卫生健康领域存在的政府职能部门间、上下层级间的互动关系。在制度要素结构分析中呈现了压力型体制下各地在“先行试点”“推广建设”阶段探索推进县域医共体政策实践的行政主导特征，初步发现了县域医共体组织模式选择的制度成因，回应了大国治理的现实需要——中央政府鼓励与支持各县域基于本地实际情况探索与推进县域医共体组织模式选择。

（二）中国县域医共体组织模式差异化与约束条件多元复杂是分级诊疗制度建设与多元行动主体互动的结果

本书研究发现，分级诊疗制度环境下县域医疗卫生服务机构间自行联合与行政指导下的强行联合均是县域医共体政策实践的重要路径选择；在县域医共体政策实践进程中，政府、医院、社会企业及患者等关键利益相关者共同构成了中国医疗卫生组织模式选择的权力关系网络；科学的利益分配与风险分担机制是医疗卫生组织间关系重组的关键因素。

（三）中国县域医共体的政策实践得益于各级政府的整体统筹与战略规划

其一，建设与发展县域医共体得益于有效的行政层级统筹。中央政府与地方政府（具体包括，各省市县乡镇政府）助力分级诊疗制度建设与医疗联合体政策进程，助推了县域医共体的建设进程。其中，中央政府为分级诊疗与县域医共体建设提供指导意见；地方政府则具体负责与落实县域医共体的决策整合、运行竞合与政医社融合进程。

其二，建设与发展县域医共体受益于有力的跨部门合作。在县域医共体试点工作中成立了以县委、县政府主要领导为组长、其他主要部门负责人为成员的试点工作领导小组，并在卫生行政主管部门设立县域医共体管理办公室，协调财政部门、发展改革委等其他部门的相关工作，助力医药定价、医保支付方式变革以及医疗服务水平提升。

总之，通过明晰不同层级、不同部门角色定位，明确政府的举办、监督职责与公立医院的自主经营权限，并在条件允许的情况下探索跨区域行政合作，为县域医共体的建设与发展营造了相对规范、稳定的分级诊疗制度环境。

二、本书提出差异化组织模式选择策略

本书并没有得出县域医共体组织模式选择的“最优解”，而是认为作用于县域医共体模式选择的约束条件多元复杂，应基于本地区实际情况推进县域医共体政策进程。正如多案例比较分析所提出，资源异质性、治理结构（包括外化控制状态与集权化程度）与制度规范性效力共同作用于差异化组织模式选择。在具体的政策进程中，应该因地制宜探索特定的组织模式。具体而言，以“医保基金”为纽带的一体化组织模式与低资源异质性、弱外化控制、高集权化及强规范性作用相适配，意味着在制度完备的条件下，必须允许医共体自主探索内部治理机制；以“人财物”的统一管理为核心的管理

型组织模式与低资源异质性、强外化控制、高集权化与强规范性作用相适配，意味着以管理型组织模式推进县域医共体政策实践将更多地触及政府体制机制改革，也需要以“整体性政府”的治理优势推动政府相关部门的密切配合；以“业务”为联结的契约式组织模式在一定程度上是去外化控制、去集权化及去规范性作用的，这是因为这类组织模式在现实条件下较为容易达成，也是县域医药卫生体制改革伊始各地较为普遍选择的县域医共体组织模式。

三、本书提出动态化模式选择逻辑

各地积极探索县域医共体政策的实践进程，在不同发展阶段呈现了“结构性趋同与差异化发展”的结构特征，是健康中国战略与分级诊疗制度环境下各级政府（以卫生行政主管部门为主的相关职能部门）与医疗卫生服务主体之间互动的结果。与此同时，在从中央到地方全力推进紧密型医共体建设进程中，一些试点县的县域医共体政策实践朝着更加紧密合作的方向发展，充分实现了分级诊疗的制度目标。未来县域医共体政策进程将更多地涉及人财物等方面的统一管理与内部利益平衡机制建设，不同的组织模式选择必然要求调整权力结构关系和制度环境，实现制度安排与治理逻辑的动态平衡，推动政府层级控制与医共体自主建设的动态平衡。

本书在前文分析的基础上，为县域医共体相关研究找寻了新的切入点，以期为日后更为深入的研究提供参照和借鉴。

厘清了县域医共体的学理内涵。诚如上文指出，当前研究或从“整合医疗”与“医疗联合体”对县域医共体的概念进行界定，或从政策导向下认识“县域医共体”的内涵，还没有从“共同体”的深层次含义对“县域医共体”进行解读。通过对共同体理念的溯源（尤其是对马克思关于“人的共同体”的解读）与县域医疗卫生服务整合实践的历时性考察，作者认为真正意义上的县域医共体是在普遍承认与包容县乡医疗卫生组织间差异性基础上寻求利益关系协调、责任共担的联合类组织形态。这是因为在医药卫生体制改革的阶段背景下，县级医院与乡镇卫生院保留原有的职责分工，在政策融合与相互合作的基础上寻求利益关系协调与责任共担，是基层医药卫生体制改革的大胆尝试。因此，在承认与包容县乡医疗卫生组织间差异性基础上寻求“利益协调、责任共担”是压力型卫生体制环境下我国县域医共体政策实践最重要的阶段特征。

丰富了县域医共体研究的分析视角。作者在前人研究基础上进一步提出了一个涵盖资源条件、治理结构与制度环境的三层次分析框架。这一系统的分析框架是对现有研究视角的延续与拓展，对县域医共体政策实践与县域医共体差异化组织模式选择研究具有相对重要的实践指导意义与理论价值。具体而言，这一系统的分析框架不仅对于我们理解县域医共体差异化组织模式选择具有重要的理论指导价值和现实意义，也为我们认识县域医共体政策实践的制度结构和制度过程逻辑提供了基本思路。因此，我们不再停留在判断哪一类组织模式更有效，而是在满足人民群众日益增长的健康需求的导向下理解不同地区、不同发展阶段差异化组织模式选择的影响因素及其相互作用关系。

修正了县域医共体组织模式选择的理论假设。在第四章节 fsQCA 分析的基础上，作者对国内外学者与整合医疗政策实践者关于“资源异质性促成组织一体化建设”的信念假设做出了修正。作者发现，较低的资源异质性与一体化和管理型组织模式相匹配且较高的资源异质性与契约式组织模式更适配。这一现象一方面反映了压力型体制环境下资源异质性的基础性效力式微，另一方面又可以部分解释为，在县乡医疗卫生服务主体间资源占有差异已然明显的条件下，县乡医疗卫生服务主体之间的差异程度对县域医共体组织模式选择的作用并不明显。本书进一步修正了第四章节的假设 2 和假设 4，并指出更高整合层次的组织模式往往与低资源异质性、更为集中的内部权力管理以及更为规范的制度环境相适配，而且是各县基于本地特定资源条件、治理结构和制度环境的整合策略选择。这些研究结论精细地刻画了县域医共体政策实践差异化组织模式选择影响因素的相互作用关系，揭示了蕴含其中的作用机制，对分级诊疗体系建设及县域医共体政策实践具有重要的理论价值和实践指导意义。

提出了县域医共体差异化组织模式选择遵循一定制度框架下政府外化控制与县域医共体自主建设和发展之间的动态平衡。在第五章节历时性案例研究基础上，作者发现县域医共体政策实践正向更加紧密合作的县域医疗卫生服务共同体演进。作者并没有得出“紧密型组织模式优于松散型组织模式”的研究结论，而是认为差异化组织模式选择是在一段时期内当地特定资源条件、政府行政支持与财力支持、制度建设基本情况的动态调整结果。纵观10年改革历程，S县县域医共体政策实践也向更加紧密合作的县域医疗卫生服务共同体演进——由先行试点阶段的“人员、财务、业务三个方面的有限统一管理”向“行政、人员、财务、业务、药械及绩效等六个方面的统一管理”转变，并在全面推开时期（从中央到地方全面推进紧密型县域医共体政策实践）探索以“医保基金”为纽带的利益共同体建设，以整合层次更高的县域医共体政策实践逐步构建起一个以“人民健康”为中心，服务高效、资源共享、利益共担的县域医疗卫生服务格局。S县历时10年的改革进程中，以“政府”为主要行动方的权力结构关系调整反映出制度安排与治理逻辑的动态平衡；S县未来县域医共体建设将更多地涉及政府体制机制改革和县域医共体内部治理机制建设，并要求在紧密型县域医共体制度框架下探索政府外化控制与县域医共体自主建设和发展之间动态平衡。

第二节　研究展望

正如德国政治学家鲁道夫·魏尔肖所言，医学是一门社会科学，政治学只不过是广义上的医学。随着中国经济社会体制改革和制度变迁，中国的政治领域也发生了重要的变化，中国政府治理模式由传统的层级官僚制向分权制，继而向新的治理模式转变，这对政府职能转变与能力提升提出了新的要求。而以公益性为宗旨、以集团化为外在结构、以平台化为运行模式的现代医院管理与政府治理模式变革不仅有共通互鉴之处，更直接关系到政府职能转变与政府能力提升的可能与实现。因此，作者认为在医疗卫生领域的考察与发现同样可以用以解释中国科学、教育、文化以及体育等相关领域的诸多问题。当然，县域医共体政策实践仅仅是当前我国医药卫生体制改革的一个方面，是基层不断深化改革、推进政府体制机制创新，构建更加完善、高效、公平的医疗卫生服务体系的大胆尝试。在健康中国战略的大背景下，如何进一步实现好、维护好最广大人民群众的健康权益必然是学界和政界需要勇于直面并积极承担的重要课题。此外，在全面深化改革、推进中国式现代化的关键时期，还需进一步阐释我国医药卫生体制改革的特殊性，在中国治理场景下不断满足人民群众的健康需要。

附　录

附录1　案例研究草案

一、案例研究简介

(1) 本调查研究将深入分析影响县域医共体组织模式选择的资源条件，探究资源异质性、治理结构及制度环境与组织模式选择的关系，推进县域医疗卫生服务整合体系建设。研究的分析单位是建设中的县域医共体；调查对象是县域医共体建设进程中的政府人员、理事会成员及各级医疗卫生机构的医务人员。

(2) 研究问题：分析影响县域医共体组织模式选择的资源条件，探究资源异质性、治理结构、制度环境与组织模式选择的关系。理论假设：差异化的资源条件形成县域医共体治理结构的基础，并影响差异化组织模式选择；同时，不同的组织模式选择也将带来不同的治理效果，并在变化的约束条件下影响县域医共体组织模式的动态选择。中心论点：差异化组织模式是在一段时期内特定资源条件、政府行政支持与财政支持力度、制度建设基本情况的动态选择结果。

(3) 案例研究的基本概念框架：在分级诊疗制度建设与医疗联合体政策背景下，各省纷纷制定了“关于推进医疗联合体建设和发展的实施意见”，中国县域医疗卫生组织模式发生了框架式整体性变革；同时，各省市县根据本地实际情况具体推进县域医疗卫生组织模式变革，县域医共体是各个县域推进医疗卫生组织模式变革的载体，并发展出形态各异的组织形式与差异明显的利益结构。作者认为，差异化的资源条件形成县域医共体治理结构的基础，并影响其组织模式选择；同时，在医药卫生体制改革的条件下，相关条件也发生着变化，并影响着县域医共体组织模式的动态选择。基本概念框架如附图1所示。

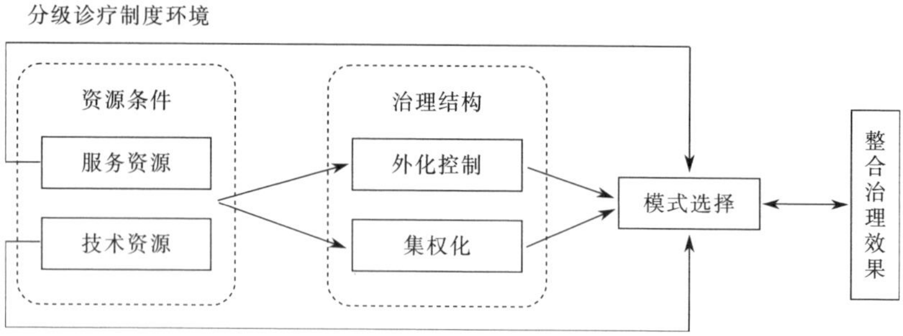

附图1　县域医共体组织模式动态选择基本概念框架

（4）案例研究草案对于研究者的指导作用：案例研究草案明确了项目研究问题、理论假设、中心论点，并锁定了项目研究的分析单位、调查对象，能够指导本项目的开展，并推进项目研究进程。

二、资料收集过程

（1）联络人：朱丽。

（2）资料收集计划：查阅中央、各省市县分级诊疗与医疗联合体建设政策文件，明晰县域医共体组织模式选择的外部资源条件（主要指制度建设、政策支持、资金投入、行政支持以及技术支持等），厘清县域医共体建设的相关约束条件；本调查组将深入调查县域医共体（研究的分析单位）在组织架构、规章制度方面的具体情况，厘清县域医共体内部治理结构；本调查组还将对县域医共体的整合效果（以县域医共体建设完成分级诊疗目标与否）进行简单的调查（评估作为嵌入案例研究中的量化分析手段）。

（3）参观访问之前所需要进行的准备工作：通过阅读评论文章和参考目

录补充检索，经过去重、标题与摘要过滤及全文阅读初步形成县域医疗卫生服务共同体的名称、含义等；同时，在参观访问前期、中期与后期，锁定本研究要解决的问题，即，分析影响县域医共体组织模式选择的约束条件，探究资源异质性、治理结构及制度环境与组织模式选择的关系，探索建成命运与共的县域医共体。

三、研究问题

1. 现阶段，县域医共体建设的制度环境（资源条件）、组织结构与利益结构：

（1）详细描述本县域医共体的概念、阶段特征、治理结构（政府外化控制状况与牵头组织的集权化程度）。

（2）为了建设县域医共体，县政府及卫生行政主管部门采取了哪些措施？有没有成立县域医共体管理办公室？如果有，办公室的设置情况、成员构成情况如何？如果没有，分析其原因是什么？

（3）县级医院、乡镇卫生院与村卫生室在建设县域医共体的进程中分别做出了哪些努力？

（4）本县域医共体建设进程是否得到了其他社会力量的资金、技术支持？

（5）当前，县域医共体办公室（理事会）的建构状况，包括机构设置、人员构成、共同体章程等。

（6）与其他地区县域医共体建设实践相比，本县域建设与发展县域医共体的创新之处？

2. 县域医共体资源异质性、治理结构及制度环境与组织模式选择之间的关系：

（1）关于组织模式选择的影响因素曾经进行过哪些探索？还有没有其他竞争性解释？

（2）详尽解析县域医共体成员在服务资源与技术资源两个方面的基本状况。

（3）对县域医共体治理结构进行全方位的分析，如附图2所示。

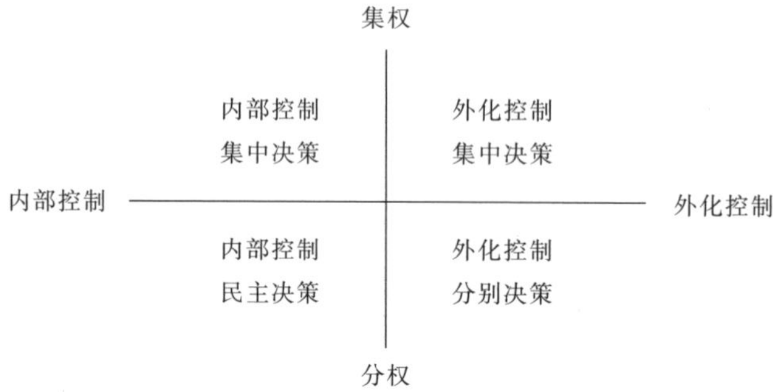

附图2　县域医共体治理结构分析维度

（4）到目前为止，得出了什么结论？

3. 县域医共体模式选择的整合治理效果

（1）对县域医共体建设的整合效果进行嵌入式量化分析，建立资源异质性、治理结构与整合效果的适配关系。

（2）探索县域医共体政策实践进程中的动态选择机制。

（3）探索在县域医共体政策实践进程中，以“政府”为主要行动方的权力结构关系调整机制。

四、案例研究报告内容索引

（1）报告的受众以及对交流方式的偏好(学术委员会与政府相关主管部门)。

（2）县域医共体组织模式选择的逻辑模型。

（3）现阶段，县域医共体建设与发展历程与现状分析。

（4）本研究的分析结果。

（5）本研究的创新之处。

（6）待陈列的内容：事件年表、相关参考文献、调查人员名单、受访人员名单。

附录2 案例访谈提纲

1. 县域医共体成立背景与组织结构：

（1）县域医共体是哪一年成立的？医共体成立的背景是什么，医共体成立时的目标是什么？

（2）当前，县域医共体办公室（理事会）的建构状况，包括机构设置、人员构成、共同体章程等。比如，理事会成员有哪些？成员来自哪些机构？

（3）理事会在大多程度上可以决定县域医共体的相关事务（包括，人事权、财务权、设备采购权）？

（4）在职能整合、功能整合进程中，如何看待自己（这里主要访谈的是医疗卫生机构负责人）与所在机构、与医共体的关系？

2. 县域医共体与政府的关系：

（1）为了建设县域医共体，县政府及卫生行政主管部门采取了哪些措施？有没有成立县域医共体管理办公室？如果有，办公室的设置情况、成员构成情况如何？如果没有，分析其原因是什么？县政府及卫生行政主管部门推进县域医共体建设的本质（利益出发点）是什么？

（2）政府在医共体成立过程中扮演的角色？注：了解政府对待两者关系的态度。

（3）有无政府主动限制或支持县域医共体建设的例子？比如，提供行政支持、财政支持等。

（4）县级医院、乡镇卫生院与村卫生室在建设县域医共体的进程中分别做出了哪些努力？其本质（利益出发点）是什么？

（5）县域医共体如何定位自己与政府的位置？又如何看待政府职能

转变？

3. 县域医共体的资源构成：

（1）医共体成立时的资金、人员、场所信息（成立时的资金、人员及场所来源）；医共体现有的资金、人员、场所信息（现在的资金、人员及场所来源）。

（2）本县域医共体建设进程是否得到了其他社会力量的资金、技术支持？

4. 个人信息：

（1）请谈一下您当前的工作机构及工作相关职责。

（2）对于县域医共体建设，您有其他需要补充的内容吗？

附录3　QCA访谈提纲

1. 个人基本信息：

Q1：您在机构的________（职务），曾经还担任过哪些职务？

Q2：您平均一周大概花________（时间）在医共体的相关事务上？

Q3：请简单介绍一下您的学历________（本科以上追问专业）。

2. 县域医共体的基本信息：

Q1：请介绍下县域医共体组建的历程（成立时间、成立背景、成立目标）。

Q2：县域医共体目前的治理结构和机构设置是怎样的？

Q2-1：是否成立了县域医共体理事会？

① 如果有，理事会的基本情况：人员构成、权限设置（包括：对医生、护士的聘任解雇权；对医疗器械设备采购的决定权等），在现实中发挥了哪些作用？

② 如果没有，如何完成共同体的任务？

Q2-2：是否组建了县域医共体管理办公室？

① 如果有，县域医共体管理办公室的基本情况：人员构成、权限设置，在现实中发挥了哪些作用？

② 如果没有，如何协调政府与医共体的关系？

Q3：请简要介绍县域医共体运作的资金来源（政府、社会力量）和使用情况。

Q3-1：县域医共体管理办公室去年的资金来源和使用情况；

Q3-2：县域医共体办公室（理事会）去年的资金来源和使用情况。

Q4：请简要介绍县域医共体成员的资源条件。

Q4-1：县级医院的服务资源条件：病床数、医师数（主任医师、副主任医师与全科医生数）；技术资源条件：电脑断层扫描数、核磁共振、化验设备等。

Q4-2：乡镇卫生院的服务资源条件：病床数、医师数（主任医师、副主任医师与全科医生数）；技术资源条件：医学检验、医学影像、病理、药剂和输血。

Q4-3：村卫生室的服务资源条件：________________；技术资源条件：______________。

3. 县域医共体的具体运作：

Q1：在最近三年里，县域医共体是否有较为系统的战略规划（比如，共同体管理章程等文件）？

Q1-1：是否有具体文件存档？

Q1-2：这些文件是由谁制定的？哪些人员参与了文件制定？

Q1-3：章程是否获得了严格执行？（非常严格、比较严格、一般、较不严格、很不严格）

Q1-4：您觉得共同体章程的实施对于分级诊疗是否有效？请尽量具体（例如，5分满分打几分？）

Q2：县域医共体成员间是否签订了合作协议？协议涉及哪些内容？（人事、财政、信息共享等方面）

Q2-1：如果有，协议的执行效果如何？

Q2-2：如果没有，是否存在非正式的协调方法和手段？

Q3：是否开展了家庭医生签约服务？ 是/否

4. 县域医共体的运作结果：

Q1：在最近三年里，县域医共体对成员单位开展协同服务的结果是否有评估？

Q1-1：有的话，是严格计分还是简单判断？是否有文件存档？是纸质存档还是电子存档？

Q1-2：没有的话，请指出为什么没有存档。

Q2：请具体填写以下评估结果：

① 基层医疗卫生机构建设达标率________；

② 基层医疗卫生机构诊疗量占共同体诊疗量比率________；

③ 县域内就诊率提高到________左右，基本实现大病不出现；

④ 由县级医院向基层医疗卫生机构、慢性病医疗机构转诊数年增长率________。

5. 县域医共体的利益平衡状况：

Q1：县域医共体是否采取了总额预付制或者其他医保支付方式？

Q1-1：如果采用了总额预付制，剩余经费在县、乡、村三者间的分配比例是________。

Q1-2：如果没有采用总额预付制，县域医共体采用了何种医保支付方式？

Q2：县级医院是否有参与医共体建设的经济动力？

Q3：乡镇卫生院是否有参与医共体建设的经济动力？

Q4：县域医共体成员开展协同服务的利益诉求____________与可能风险____________。

图书在版编目（CIP）数据

县域医共体组织模式选择影响因素研究 / 朱丽著 .
湘潭 : 湘潭大学出版社，2025. 5. -- ISBN 978-7-5687-1711-3
Ⅰ . R199.2
中国国家版本馆 CIP 数据核字第 20252ML405 号

县域医共体组织模式选择影响因素研究

XIANYU YIGONGTI ZUZHI MOSHI XUANZE YINGXIANG YINSU YANJIU

朱丽 著

策划编辑： 牛敬丹
责任编辑： 牛敬丹　王利剑
封面设计： 李　平
出版发行： 湘潭大学出版社
社　　址： 湖南省湘潭大学工程训练大楼
电　　话： 0731-58298960 0731-58298966（传真）
邮　　编： 411105
网　　址： http://press.xtu.edu.cn/
印　　刷： 长沙超峰印刷有限公司
经　　销： 湖南省新华书店
开　　本： 710 mm×1000 mm 1/16
印　　张： 11
字　　数： 166 千字
版　　次： 2025 年 5 月第 1 版
印　　次： 2025 年 5 月第 1 次印刷
书　　号： ISBN 978-7-5687-1711-3
定　　价： 59.00 元